医学常識はウソだらけ
一問一答編

—自力で健康問題を解決するヒント—

三石 巌

祥伝社黄金文庫

まえがき

ものしりの名にふさわしい人物が、あっちにもこっちにもいる。それは、テレビのクイズ番組を見れば分かることだ。ブラウン管では、ものしりであることがカッコよくもあり、金になることでもある。ものしりだということは、蓄積した情報の量が多いことにほかならない。情報量の大きいことに価値のあることは、テレビのクイズ番組の教訓である。

情報とは例えば、「AはBである」、「CはDである」、「EはFである」というようなものだ。この種の情報を持っている人は、「Aは何か?」と尋ねられたら、「AはBである」と答えることができる。しかし、「AとCとの関係は?」と尋ねられたらお手あげだ。ところが、現実の問題というものは、クイズ番組式ではなく、考えたうえでなければ解答が出せないのがふつうである。「考える」とは、持ちあわせの情報と情報とを付きあわせることであって、「情報処理」という過程に相当する。

情報処理のためには、情報量の大きいことが有利に違いないが、情報がバラバラであっては、複雑高度な情報処理は不可能である。高度な論理的思考は無理ということだ。一般的にいって、情報というものは、相互の関連が密であり多様であることが、問題の高度な処理を可能にする。この本は、身体の問題、健康の問題、栄養の問題などの高度な処理に必須な情報を、バラバラでなく、相互の関連を考慮して扱っている。これらの問題を論理的に考えるうえでの資料がここにあるということになる。

一部の知識人が気付いているとおり、この領域での多くの人の考え方は、驚くほど前近代的であり、非科学的である。その理由の一つは、情報がバラバラで、それぞれが宙に浮いたようになっていることにある。

病気をもつ人はその病気からの離脱を願い、健康な人はその健康をさらに一歩でも二歩でも進めたいと願うだろう。その願いを叶《かな》えるものは科学的な情報の網でしかないはずである。それは、情報の量と質とが問われていることにほかならない。的確な情報ならば、一つでも多く持ちあわせている人が勝ちである。この本を書くにあたって私の頭に去来したものは、まさにそのことであった。

この本は、単なるものしりをつくるために書かれたものではなく、自分の健康のレベルアップを願う人に、自力で問題を解決するヒントを与えるために書かれたものである。そのような目的が叶えられるケースが続出することを期待してやまない。

編集部より

本書は、分子栄養学を提唱し自ら実践するために一九八二年、八十一歳の時に株式会社メグビーを設立した三石巌先生が、同年に出版された『健康ものしり事典』の文庫版です。

三石先生は本書刊行から十五年後の一九九七年一月、惜しまれながら九十五歳でお亡くなりになりましたが、その二週間前まで雪山でスキーを楽しんでおられました。

文字通り「死ぬまで現役」だった三石先生が、自分の健康のレベルアップを願う人たちのために、正しい知識を読みやすい一問一答形式にまとめた一冊です。

ぜひ、あなたの健康長寿の参考になさってください。

目次

チンとは何か／風邪ひきのメカニズムは？／不眠症はどうすれば治るか／脳出血とはどういうことか／胃潰瘍《かいよう》とはどういう病気か／甲状腺機能障害で何が起きるか／白内障とはどんな目か／高血糖でどんなことが起きるか／肩こりはどういう現象か／貧血とはどういうことか／アレルギーとは何か／低タンパク血症とは何か／更年期障害はなぜ起こるか／膠原《こうげん》病とはどんな病気か／生理痛は治らないか／関節痛はなぜ起こるか／冷え症には何が良いか／あせもはなぜできるか／霜焼けやあかぎれはなぜできるか／血尿はどうすると出るか／ネフローゼとはどんな病気か／動脈硬化とは何か／心筋梗塞とはどういうことか／クル病はなぜ起きるか／肺気腫とはどんな病気か／円形脱毛症はどうすれば治るか／結膜炎とはどんな病気か／リウマチ因子とは？／緑内障はどんな病気か／仮性近視とはどんな目か／糖尿病はどんな病気か／痛風はどんな病気か／頭痛はなぜ起きるか／めまいはなぜ起きるか／便秘は何から起きるか／腹痛はなぜ起きるか／下痢はどうして起きるか／鼻血はどうすると出るか／む

ういうことか／ストレスとは何か／ストレスにどんな不利があるか／免疫監視機構とは何か／睡眠にはどんな意味があるか／夢はどんな時に見るものか／夜型人間は実在するか／甲状腺ホルモンの作用は？／性ホルモンはどうやってつくられるか／副腎皮質ホルモンの作用は？／コレステロールは悪玉か／ガンはなぜこわいか／インターフェロンとは？／酸性の血液はなぜこまるか／酒に強いとは？／記憶のメカニズムはどうなっているのか？／頭の良し悪しの実体は？／知能指数を上げる方法があるか／脳の発達のメカニズムは？／日本人の脳は外国人の脳と同じか／恍惚《こうこつ》の人の頭はどうなっているか／徹夜はなぜ悪いか／腸内細菌は有益か有害か／おならはなぜ出るか／なぜ肥満になるか／身長の縮むことがあるか／三石流目のごみの取り方とは／老化すると何が起きるか／寿命は運命づけられたものか

IV

栄養と健康

洋食と和食はどちらが良いか／自然食とは何か／玄米食にメリットはあるか／塩からいものはなぜ悪いか／野菜のメリットは何か／高タンパク食のメリットは？／プロテインスコアとは何か／タンパク質は動物性と植物性とどちらが良いか／脂肪は動物性と植物性とどちらが良いか／低脂肪食にはどんな意味があるか／緑茶にはどんなメリットがあるか／紅茶にはどんなメリットがあるか／コーヒーにはどんなメリットがあるか／リノール酸とは何か／卵を食べるべきか／牛乳嫌いはわがままか／リン酸飲料はなぜ悪いのか／ビタミンAの不足はなぜ悪いのか／ビタミンAは何から摂れるか／ビタミンB_1の不足でどうなるか／ビタミンB_2の不足でどうなるか／ビタミンB_6の不足でどうなるか／ビタミンB_{12}の不足で何が起きるか／ビタミンB群は何から摂れるか／ニコチン酸の不足でどうなるか／ビタミンC

料は無害化できるか／放射線はなぜ悪いか／光化学スモッグでどんな症状が出るか／有機塩素剤は解毒できるか／食中毒でこわいのは何か／鉛中毒ではどんな病気になるか／抗ガン剤にはどんな副作用があるのか

Ⅵ 体力と健康

運動神経が鈍いとは？／エネルギーのもとは？／筋肉の発達とはどういうことか／アイソメトリックスとは何か／瞬発力を発達させるには？／力士はなぜ太るか／心臓を鍛えるとなぜ良いか／骨折しやすい骨があるか／中高年者のマラソン事故はなぜ起きるのか

I

生活と健康

瘦《や》せる方法はあるか

太った人の特徴は、皮下脂肪の量が多いことである。皮下脂肪の本来の役割りは、エネルギー源の貯蔵と、体温の喪失を防ぐための断熱材の提供との二つであろう。この目的のために必要な脂肪の量はさほど多くはない。結局、太った人は、過剰の皮下脂肪を蓄えていることになる。

瘦せるための最も効果的な方法は断食《だんじき》である。断食ともなれば、一切のエネルギー源の補給がストップするから、皮下脂肪がフルに動員されることになる。それで瘦せなかったら、理屈にあわないだろう。

ところが、断食をすると低タンパク血症に見舞われる。貧血やむくみが来るのだ。これを我慢して、身体をすっかり壊した人がいる。そこで、糖質や脂肪をできるだけ切りつめて、高タンパク食にするがよい。良質タンパクを、体重の1、000分の1だけとるのだ。肉でも魚でも大豆でも、タンパク食品と呼ばれるものには、よく脂肪が入っているが、それは仕方がない。それに、食塩とビタミンEとビタミンCとを加えれば、2週間ほどで好結果が見られるだろう。食塩は低カロリー食のために失われ、ビタミンE・Cは空腹というストレスのために消費が増大するからだ。

下腹の脂肪は取れるか

女性の下腹が皮下脂肪のためにせりだす原因は、主として産後の不心得による。妊娠時には腹筋が弱って細くなるが、放置すれば、産後もそのままの状態が続く。そうすると、内臓が下垂気味になるので、それを保護するために皮下脂肪が発達する。これが、下腹のせりだすメカニズムである。男性の場合も、腹筋の衰えに伴って、下腹の脂肪層が厚くなる。男性と女性とで原因が違うわけではない。

そこで、下腹の脂肪を取るためには、腹筋を強くすれば良いことが分かる。腹筋の発達のためには、腹筋を使う運動をすれば良いわけだが、最も効果的な方法はアイソメトリックスである。要するに、腹筋を6秒間全力で緊張させるということだ。

腹筋のアイソメトリックスとして一番簡単なのは、机の前に腰をかけ、あるいは坐って、両肘《ひじ》の力で全体重を支える気持ちで、机を下に押すのである。これを6秒間続け、数秒間をおいて、また6秒間続ける。これを8回ほど繰り返すのである。この体操は一日おきにする。毎日やると筋肉の状態はかえって悪くなる。腹の痛くなることもある。

仰臥《ぎょうが》して足首を固定し、上体を起こす形でも腹筋のアイソメトリックスはできる。

しわはなぜできるか

しわには、小じわ、たるみじわの2種がある。しわの実体は電子顕微鏡で明らかにされているが、成因については決定的なものが知られていない。

皮膚の構造を見ると、コイルバネを並べて、その間のあちこちに橋をかけた形になっている。これを「架橋結合」という。皮膚は、つまみあげることができるが、指を離せば元に戻る。コイルバネはコラーゲンの分子である。

ところで、しわがよった皮膚は、つまみあげても、すぐに戻ろうとはしない。弾力が低下しているのである。それは、架橋結合が増えすぎたためだ。そしてそれは、なめし革の状態にほかならない。革をなめすのには、タンニンや重クロム酸などの薬を作用させるが、これは、架橋結合を増やすためなのである。老人の皮膚が古靴の革のように折れ目がついてしわになるのは、なめし革になったせいである。

しわの原因には、紫外線説と細菌説とがある。紫外線は水を分解して遊離基をつくり、細菌はコラーゲンをつなぐ粘質多糖体ヒアルロン酸をとかす。二つの原因をからめた方が、しわの形成の説明には好都合かもしれない。

ニキビはどうしてできるか

まず、ニキビという不快な代物《しろもの》の、できる人もあり、できない人もあり、という点に注意する必要があるだろう。「ニキビは青春のシンボル」などと言われるが、ニキビなしの青春も、厳《げん》としてあるのだ。

ニキビと呼ばれる吹出物の実体は脂肪である。そして、その噴出孔は「皮脂腺」という名の小器官で、毛孔に開口している。皮脂腺に噴出した脂肪にふさがれたために、毛孔が不潔になり、細菌がそこに増殖するという経過がとられれば、立派なニキビということになる。

そこで、カギを握るのは皮脂腺の機能だと分かるが、これは、男性ホルモンによって亢《こう》進《しん》し、女性ホルモンによって抑制される。皮脂腺の機能は、両性ホルモンのバランスによって正常化されるということだ。16種の性ホルモンは副腎皮質から分泌されるが、女性の場合ならば、卵巣がこれに参加している。思春期になって肉体が成熟すれば、副腎の機能は盛んになるが、卵巣の発育がこれに伴わないと、女性ホルモン不足のために両性ホルモンのバランスが破れ、皮脂腺の機能が亢進することになる。そこで医師は、副腎皮質ホルモンを注射したり、抗脂漏剤クリームをくれたりする。

シミは取れないか

シミの実体は茶褐色の顆粒である。それは、過酸化脂質にタンパク質の結合したもので、「リポフスチン」と呼ばれる。過酸化脂質とは、不飽和脂肪酸の過酸化物である。このリポフスチンを分解することができるなら、シミは取れてよいはずだ。また、不飽和脂肪酸の酸化を防ぐことができるなら、シミはできないはずだ。

不飽和脂肪酸の酸化は、ビタミンEやセレンによって防ぐことができる。それには、「抗酸化作用」があるからだ。したがって、ビタミンEやセレンにはシミを防ぐ効果がある。むろん、どんな微量でも良いというわけにはいくまい。

「早老症」といって、リポフスチンが急速にでき、十代以前に老人の身体になり、寿命の尽きる病気がある。この病気を説明するには、正常人には過酸化脂質を分解する酵素があるのに、この患者にはそれがない、と考えれば簡単である。

じつは、ビタミンEやセレンでシミが取れた例がいくつもある。セレンは過酸化脂質分解酵素の成分であることが分かっている。すると、ビタミンEがこの酵素の補酵素になっているのではないか、という気がしてくる。

リポフスチンは、心筋、脳、肝臓などの細胞に、加齢とともに蓄積する。

ハゲはどうにかならないか

ハゲには、円形脱毛症のような局部的なものと、全面的なものとがある。いずれにしても、ハゲになる前に、その部分の毛が細くなる。そして、十分に伸びないうちに抜けてしまう。

この過程を考えてみると、ハゲという現象は、毛の実質の減少に結びついていることが分かる。毛は皮膚の変形であるから、やはり細胞でできている。毛が細いということは、細胞の数が少ないということである。そしてまた、細胞の数が少ないということは、毛根のところでの細胞分裂が十分でないということである。

細胞分裂という現象は、いわば若さの証《あか》しであって、加齢とともに、これは鈍ってくる。年をとって、毛が細くなり、ハゲてくるのは、細胞分裂が盛んではなくなった結果なのだ。

そこで、細胞分裂を妨げるものは何か、という問題がでてくるが、これが不飽和脂肪酸の自動酸化による可能性は大きい。そこで、これを阻止する「酸化抑制物質」がハゲの予防や治療に効果をあげるだろう、ということになる。ビタミンEやセレンの服用などがクローズアップされる。

白髪は遺伝か

親が白髪頭だから、子も白髪頭になった、親が若白髪だから、子も若白髪になった、などという話は日常的に聞かれる。これが遺伝でないと言ったら嘘になるが、厳密な意味での遺伝なら、白髪頭で、オギャーオギャーと産まれてこなければなるまい。髪の毛を黒く染める色素をつくる遺伝情報を持たない人があったら、それこそが遺伝的な白髪ということになるのだ。

この色素の名は「メラニン」である。そしてメラニンの原料は、アミノ酸チロシンだ。これは必須アミノ酸ではないから、ほかのアミノ酸からつくれるが、チロシンを多く含む食品が、黒髪のためには有利にきまっている。チーズ、たらこ、すじこ、脱脂粉乳、マグロ、大豆、ピーナッツなどが、それだ。

チロシンがメラニンになるまでには何段階かの代謝がある。この代謝に補酵素として登場するどれかのビタミンを大量に要求する人が、メラニン合成に難渋《なんじゅう》して、白髪になりやすいとだけは言える。これがDNAに刻まれた遺伝情報だという意味で、白髪になりやすい体質を遺伝とみることは間違いでない。そのことから、問題のビタミンの補給にぬかりがなければ、白髪にならずにすむと言えよう。

ほとんどの口紅が持っている問題とは何か

口紅は多彩な色調で女性美をつくってくれる。だが、美しい花にトゲがある、の諺《ことわざ》のとおり、口紅にもトゲがある。あのあざやかな色が「タール色素」だからである。赤色二号とかバターイエローとか、発ガン性のゆえに食品添加物からとりのけられたタール色素は多い。しかし、口紅は口に入るにもかかわらず食品ではないから、何の規制も受けないのである。

これは困ったことにはちがいないが、そうかといって、口紅と縁を切る女性はまれだろう。それならそれで、自衛手段を講じるのが、人間の知恵というものではあるまいか。

まず、タール色素を無害なものにする方法を考えてみよう。これは、肝臓で解毒《げどく》（薬物代謝）されるはずの化学物質であるが、それには条件がつく。その条件とは、その分子に「水酸基」が添加されることである。ビタミンB_2が存在すれば、タール色素は、小腸壁で水酸基と結合する。そして、血中に送りこまれて、肝臓につかまってしまうのである。

パーマはどれが良いか

私の髪の毛が、もしもふさふさしていたなら、たまにはパーマを思いつくかもしれないが、現在のところ、その可能性はゼロである。したがって、パーマはどれがよいか、などという問題は、全くのひとごとだ。そんな問題を論じる資格は、私にはない。それなのに、こんな標題を掲げたのは、たまたま「ベルジュバンス」の創始者・山崎伊久江女史に巡り合ったという、たったそれだけのことからである。したがって、ここの論旨が一面的になるのは致し方のないことだ。

パーマには、アルカリパーマと酸性パーマと、二つの方法がある。どっちのパーマ液も、身体の中心部まで浸透するので、まかり間違えば健康にひびく性質のものである。ベルジュバンスは酸性パーマの一種だが、この液には、体内のいろいろな物質を外に出す作用がある。ＰＣＢや重金属が追いだされることが確認されている。これで「円形脱毛症」が治るところからすると、抗酸化作用に似たものがあるような気がする。さらにまた、ベルジュバンスのトリートメントで、ガンが好転した例がある。これは、リゾーム酵素の賦活によるもので、アルカリパーマには絶対に期待しえないところである。

血液の浄化とは何か

血液の浄化を金科玉条《きんかぎょくじょう》と心得る人がいる。だが、このような文学的表現に実質的な内容を与えることは、たやすくない。外科医から漢方医に転身した一病院長に、私はこの意味を尋ねたことがある。すると彼は、その質問は困ると答えた。そこで私は、血液を適当なアルカリ性に保つことではあるまいかと尋ねたところ、その辺だ、との答えを得ることができた。血液が汚れているとは、血液が酸性に傾いていること、血液がきれいだとは、血液が適当なアルカリ度にあること、と思ってよいだろう。

血液の浄化を説く人は、よく野菜をすすめる。ダイコンやカブやパセリなどの葉に含まれているビタミンKに、血液をアルカリ性にする作用があることを思えば、これはまさに理にかなっている。血液をアルカリ性に傾ける物質はカルシウムイオンである。血中にはタンパク質と結合したカルシウムが存在するが、これをイオン化する作用を、ビタミンKは持っている。それで、野菜を食うと、血中カルシウムイオンが増え、血液はアルカリに傾くのである。ビタミンKを摂ってカルシウムを食わないと、血液をアルカリ性にするために、骨からカルシウムが出てゆく。

風呂で疲れが取れるのは?

風呂の湯は体温より温度が高いもの、とまず決まっている。したがって、皮膚温よりそれはかなり高い。風呂に入ると、皮膚温は大幅に上昇するから、皮膚の血管は格段に太くなる。それに、浮力のために見掛けの重力がほとんどゼロになるから、血液の流量は非常に増える。恐らく、立位の場合の4倍を超えるだろう。

このように、血液の流量が増えたところに、皮膚の血管が太くなっているのだから、皮膚の血行はものすごく良くなる。たぶん、普段の10倍ではきかないだろう。そのことは、疲労物質を皮膚から排出するための有利な条件となる。むろん、疲労物質が取れることは、疲れが取れることを意味する。これがつまり、風呂に入れば疲れが取れる、ことの解釈である。

ここで疲労物質と呼ぶものは、主として「乳酸」である。乳酸は、ビタミンB_1不在の状態で嫌気的にエネルギーをつくるときに発生する物質だ。これが溜まると、体液のペーハー値が下がり、その結果、全般的な酵素活性低下がもたらされる。そうなれば、代謝がすべてスローダウンするので、疲労感がそこから生まれる。

冷水摩擦はどうやるか

私は冷水摩擦にほとんど興味を持ちえないが、これを健康法の筆頭にあげる人は少なくないようだ。冷水摩擦が古くからある健康法だからといって、これをむげにしりぞけるのは筋がとおらないだろう。

冷水摩擦の効果は、皮膚の自律神経を鍛練して、寒冷刺激に強い身体をつくるところにある。したがって、やたらに風邪をひくようなことがなくなる。

冷水摩擦は、冷水浴にまで発展した時、効果は最高となる。冷水摩擦や冷水浴は、夏から始めると楽だが、思いたってすぐにやりたい人のためには、一定のプログラムが必要だ。むろん、冬の話である。

第一段階は、乾布《かんぷ》摩擦である。朝起きて肌着を着たとき、それで30秒ほど皮膚をこする。これを毎日かかさずにやる。摩擦の方法は、手足なら心臓に向かって、腹部は臍《へそ》を中心に円を描くようにする。

乾布摩擦に慣れたら、風呂から出るとき、水で絞ったタオルで皮膚をこする。摩擦の要領は乾布の場合と同じでよい。この冷水摩擦を卒業したら、冷水浴に移る。最初は、風呂の湯2、冷水1の割合のぬるま湯を脚にかけるだけでよい。

酒ぎらいになる薬があるか

アンタブースやシアナマイドなどという断酒薬がある。だが、これを使用する時には、医者の指示を守らなければならない。アンタブースをやりながら一杯やると、命とりになりかねないからだ。入院して使用するのが望ましいと、その効能書きに明記してある。もともと、アルコールという名の化学物質は、体内で分解して、二酸化炭素と水という無害な物質になるべきものだ。この代謝には速度制限があるから、スピード違反をやらかすと、いわゆる「代謝中間生成物」が蓄積して、これが悪酔いを起こすことになる。この中間生成物を「アセトアルデヒド」という。

アセトアルデヒドは酸化すればアセチルになる。したがってこの代謝がスムーズに運べば、アセトアルデヒドの蓄積はないはずだが、ここに速度制限があるのだ。速度に制限があっても、とにかく走れるためにはニコチン酸が必要である。ニコチン酸が、アセトアルデヒド酸化酵素の補酵素になっているからだ。アンタブースはニコチン酸を妨害して、アセトアルデヒドという毒物を蓄積させ、ご当人に酒の苦さを思い知らせる。

完全な呼吸法「ノールズの呼吸法」とは何か

呼吸を意識してやってみればすぐ気がつくことだが、我々が息を吐くとき、肺に「残気」がある。空気がまだ残っている。その証拠に、口をすぼめて息を吐けば、かなりの量の空気が出てくる。その息を最後まで吐けば残気はなくなり、「無残気呼吸」となる。ウイリアム・ノールズは、無残気呼吸こそが完全な呼吸であると主張し、自分の呼吸法を広く吹聴《ふいちょう》した。無残気呼吸を続けると、気分が爽快になって、よく眠れるという。

無残気呼吸には、特別な訓練法がある。まず、十分に息を吸いこんで朗読を始める。ひと息で何行読めるかを数える。次に、特に息を吸いこまずに何行読めるかを調べる。これを毎日実行して、行数の増加を確かめるのだ。

ノールズは、歩くとき、4歩のあいだに息を吸い、12歩のあいだに息を吐くようにせよという。それができたら次第に息を長くとり、吸気に7歩、呼気に20歩までもってゆけという。要するに、呼気に時間をかけた無残気呼吸がねらいのようだ。謡曲、読経、歌唱などの価値の見直しが必要になった。この呼吸法は、咳、慢性気管支炎、肺気腫などに効果があると、ノールズはいう。

目の体操とは何か

ここでいう「目の体操」は私の考案であって、近視、老眼、白内障などの対策のつもりである。原理は、目玉を動かす「眼筋」を鍛えて血管を太くし、眼球の血行を改善するところにおかれている。眼筋の強化はアイソメトリックスの応用である。

朝、顔を洗う人なら、そのタオルで目玉を押さえる。目玉が上方に反転するのを押さえて、動かないようにするのである。このとき、目玉を上に向ける役目の眼筋は緊張するが、収縮することはできない。これが、アイソメトリックスである。

これを全力投球で6秒間持続する。これによって、その眼筋のフィラメントは一部破壊されるかわりに、再生の暁《あかつき》には、数が増えている。眼筋の中を貫通する動脈が太くなっている。その結果、眼球に送られる酸素や栄養物質の量が増加する。

上方反転の次は下方反転、右方反転、左方反転とゆく。これで6本の眼筋が鍛えられるはずである。この4つがすんだら、目玉を大きく回す。10回程度でよい。これを1日おきにする。偶数日にするのも良し、月水金とするのも良い。この体操は、白内障にも、近視にも、遠視にも良い。

酵素食品はありがたいものか

酵素が生体に必須のものであることは、昔から分かっていた。そこで、酵素を食うという発想が生まれた。ところが、「アロステリック酵素」が発見され、酵素というものが、必要に応じて、必要な量だけ体内で合成されることが分かってくると、酵素食品の評価は地に落ちた。

医師は、炎症に対して「酵素剤」を投与する。これの主流をなすものはタンパク分解酵素である。炎症のためにできたタンパク分解物を、さらに分解するのが目的である。そして、また、酵素食品の主流をなすものも、やはりタンパク分解酵素である。したがってこれには、消炎効果を期待できるかもしれない。

酵素食品にとって最大の問題は、酵素という名のタンパク質が、分解されずに吸収できるかどうかである。実験によれば、腸壁を通過する酵素はタンパク分解酵素だけであって、透過率は15～20％どまりといわれる。タンパク分解酵素が腸壁を通過して血中に入れば、インシュリンや成長ホルモンなどのペプチドホルモンを分解するだろう。これを阻止するために、タンパク分解酵素を不活化させる酵素が血中に出てくるのだが、大量に酵素を服用したとき、これは間にあわないだろう。

朝鮮ニンジンのききめは？

まず第一に、朝鮮ニンジンという名の植物が、何らかの薬効を持つためには、種をまいてから少なくとも4年は畑におかなければならないということに留意しなければならない。また、このウコギ科の植物が、土壌中の農薬をよく吸収する性質を持つことを見逃してはなるまい。

農作物によく見られることだが、間引きという作業がある。朝鮮ニンジンの間引いたものは、未熟なために薬効は不十分で、しかも農薬だけは含む、ということになりかねない。どうせ形も貧弱だから、間引いたものは、刻んだ状態か、あるいはエキスの状態にすることになるだろう。朝鮮ニンジンには特有なにおいがあるが、これはパナキシノールと呼ばれる揮発性物質からくるものであって、薬効の担い手ではない。

中国では、朝鮮ニンジンを「滋養強壮剤」とし、健康人がみだりに使うべきものでないとする。朝鮮ニンジンの薬理作用は、10種を越えるサポニンによる。第1群のサポニンは、興奮作用、疲労回復作用、潰瘍《かいよう》悪化作用、血圧上昇作用を現し、第2群のサポニンは、鎮静作用、血圧降下作用、潰瘍防止作用を現す。これらをにらんで用いるわけだ。

高血圧の人が、それを治そうと思って朝鮮ニンジンを常用したら、血圧が一層高くなったなどという話がある。これも事情が分かれば不思議ではない。

ローヤルゼリーのききめは?

ミツバチの女王は、毎日2、000以上の卵を産む。この絶倫の精力が、その餌であるローヤルゼリーから来ているところから、人間様にもそれがあらたかな栄養物質になるだろう、と考える人が出てきても不思議はない。昆虫と人間との間の、生物としての大きなギャップは、そこでは視野に入らない。クロレラの繁殖力に目がくらむのと、発想は同類である。性ホルモンの研究でノーベル賞をもらったブーテナントはローヤルゼリーの謎に挑戦して「プテリン」を探しあてた。プテリンは、チョウの羽の鱗粉《りんぷん》にふくまれる色素である。

我々に必要な造血ビタミンの一つに「葉酸」がある。プテリンはこの葉酸の前駆物質である。もし、プテリンから葉酸ができるものなら、ローヤルゼリーは造血に貢献するはずだが、哺乳類の体内でこの代謝が実現できるとは考えにくい。

唾液腺ホルモンのパロチンは、ニセの老化を防ぐとされている。ローヤルゼリーには、パロチン様物質が存在する。ただし、これの含有量は微々たるものだ。

結局、ローヤルゼリーの効果は、ビタミンB群やビオチンによる、と考えるべきだろう。

温泉にどんなメリットがあるか

温泉がある種の病気に効くことは、昔から知られていた。「湯治《とうじ》」という言葉があるくらいだ。現代でも、温泉のあるところに療養所が開設されたりする。

入浴の効果は、皮膚に対して直接に、そしてまた、皮膚を通して間接に働きかける。一般に期待されることは、血行の改善、代謝のレベルアップであるが、自律神経に対する調整作用があるようだ。二酸化炭素や硫化水素を含むものが、特に有効だといわれる。たいていの温泉では、胃腸病、婦人病、リューマチ、神経痛などに効能があるといっている。重曹泉は、火傷、創傷、高血圧、神経痛、蕁麻疹《じんましん》などにきくといわれる。

飲用して効くのは、アルカリ泉、食塩泉のようだ。ただし、皮膚病には土類泉、苦味泉、貧血や婦人病には鉄泉が良く、アルカリ泉、食塩泉は食前に、鉄泉、苦味泉は食後に飲むのが良いそうだ。別府《べっぷ》の紺屋地獄では、硫酸のまじった泥を顔にぬる。酸性硫黄泉には角質溶解作用があるので、荒れた肌がすべすべになる。温泉では、吹き出物を毒素の出たしるしとするが、この「温泉皮膚炎」と病気の改善とは関係ない。

風邪は予防できるか

風邪をひくと、まず、鼻か喉がおかしくなる。いわゆる「上気道」の粘膜が感染したのだ。ところで、上気道の粘膜にはいつも細菌が寄生している。いわゆる「常在菌」だ。細菌ばかりでなく、ウイルスやマイコプラズマもいるかもしれない。マイコプラズマは、風邪に乗じて増殖する単細胞動物（原虫）である。

これらの微生物が、異常増殖を起こせば、風邪ということになる。ところが、普段それは抑制されているのだ。抑制の条件は、上気道に分布する血管に十分な血液が流れていることである。

寒い空気にさらされて粘膜が急に冷えると、血管が細くなって血行が悪くなる。粘膜が健全なら、血行はまもなく回復し、微生物抑制の条件は整うが、それができないとなると、普通はウイルスが風邪の引き金をひく。この時、マイコプラズマが参加する場合もある。細菌はあとから登場する場合が多い。

ウイルス面から風邪の予防を考えると、まず、インターフェロンが頭に浮かぶ。そこで、高タンパク食とビタミンCに焦点が合ってくる。粘膜を正常化するためのビタミンAがあれば、鬼に金棒というところだろう。

脳卒中は予防できるか

脳卒中は、「脳出血」と「脳梗塞《こうそく》」とに大別される。脳出血は、さらに、脳内出血とクモ膜下出血とに分類され、脳梗塞は、さらに、脳塞栓と脳血栓とに分類される。その詳しいことはともかく、脳出血は脳の血管の破裂であり、脳梗塞は脳の血管が詰まったのである。脳梗塞の場合、脳の一部の血行が止まるので、その部分の組織は壊死《えし》して軟化する。「脳軟化」がこれである。半身不随や言語障害は、脳卒中の後遺症である。

脳出血の予防は、脳の動脈壁を強化すれば可能になるはず、脳梗塞の予防は、脳の動脈硬化を修復すれば可能になるはずだ。

血管壁の強化は、結合組織の強化を意味するから、正常なコラーゲンの合成があれば良いことになる。そこで、タンパク質とビタミンCとがクローズアップされる。また、動脈硬化の修復の道は、血液の粘度の低下からひらけてくる。そこで、ビタミンEによって過酸化脂質の生成を防ぐことが必要になる。ビタミンEによって、粥状硬化（アテローム）は改善される。

強いストレスがあると、ビタミンEやビタミンCの大量消費があり、脳卒中の引き金をひくことがある。

リウマチは予防できるか

リウマチには、血液中にリウマチ因子の発見される「自己免疫病」（膠原病《こうげん》）に属するものと、「溶血性連鎖球菌」（溶連菌）の感染によるものと、どちらでもなく、ただ関節の痛むものとがある。第一のものは慢性関節リウマチと呼ばれ、第二のものはリウマチと呼ばれ、第三のものは変形性関節症と呼ばれる。

この三種は、症状にそれぞれ特徴がある。慢性関節リウマチの場合、最初の痛みは、手の指か手首に来る。指の痛みは、根元か中ほどの関節に起こる。指先の関節に最初の痛みが来るのは、変形性関節症のことが多い。慢性関節リウマチは、二つ以上の関節が、左右対称に痛む傾向を持っている。指から手首にかけ、また、腕から肩にかけて、朝のうちこわばって、手がよく握れないのを「朝のこわばり」というが、これがあれば、ほぼ間違いなく慢性関節リウマチである。

慢性関節リウマチの予防には高タンパク食を主に、リウマチの予防には高タンパク食とビタミンCとを主に、変形性関節症の予防にはビタミンEを主に、私は勧めたい。第一と第三の場合、予防法は治療法としても考えられる。

ガンは予防できるか

ガン細胞は突然変異の産物である。それならば、突然変異を防ぐ方法があれば、それはガンの予防の手段となるだろう。突然変異は、全く自動的にも起こるが、「遊離基」によっても起こる。これは、放射線照射や不飽和脂肪酸の自動酸化などによって発生する。そこで、不飽和脂肪酸の自動酸化を抑制する物質として、ビタミンEがクローズアップされる。ビタミンEには、細胞分裂を容易にする作用もある。これは、ガン細胞を攻撃する「リンパ球」の製造に都合が良い。

胃ガン多発地域は、乳製品をとる習慣のない地域とほぼ一致する。牛乳のふくむビタミンAが、胃ガンを防ぐ、と考えてよかろう。肝臓にガンをつくるタール色素をラットに投与する時、十分なビタミンB_2を与えると、発ガンは抑制される。ビタミンB_2の大量投与は、肝臓ガン予防の効果を持つようだ。

近頃、インターフェロンの制ガン作用が問題になっている。インターフェロンの自前合成には、タンパク質とビタミンCとが十分にあればよく、高タンパク食、高ビタミン食がガンの予防に役立つ、と私は考える。

心不全は予防できるか

一つの動物実験を紹介しよう。ラットに、バター40％、コレステロール5％という、動脈硬化を起こすといわれる餌を与えた。ただし、これを四群にわけ、第一、第二群には11％のタンパク質を、第三、第四群には34％のタンパク質を与えることにした。そして、第一、第三群には1％の食塩水を与えたのである。

結果をみると、心筋梗塞は低タンパク食の第一、二群だけに発生した。そして、高食塩食の第一、第三群のラットは、血圧と血中コレステロール値も高く、第二、第四群と比べて死亡率も高かった。食塩が寿命に影響を与える点はともかく、高タンパク食で心筋梗塞が起きにくいことが、これで分かる。

一方、心筋梗塞が、冠動脈のアテローム硬化から来ていることを考えると、ビタミンEの摂取が、高タンパク食に加われば、鬼に金棒という感じがしてくる。心筋梗塞が嫌だという人は、高タンパク食とビタミンEとに、積極的に手を出すべきだ。このように考えると、心筋梗塞という心不全の病気に見舞われるのは、日常の食生活が、ビタミンE不足の低タンパク食の形になっていたことの当然の結果としてよいだろう。

老化は予防できるか

老化学説として有力なのは「遊離基老化説」である。老化の犯人を遊離基とするわけだが、この危険物質は不飽和脂肪酸の自動酸化によってできる。ニコチン酸やビタミンB_2を補酵素とする脱水素反応によっても発生すると言われるが、これは生命の必然であるからどうにもならない。対策をたてられるのは、不飽和脂肪酸の自動酸化である。

不飽和脂肪酸の自動酸化を防ぐのが老化の予防になるなら、不飽和脂肪酸を摂らないことが必要と思われる。ところが、不飽和脂肪酸の一種のリノール酸は、細胞膜の構成要素だから、これはやめられない。不飽和脂肪酸のうち、意識して摂取しなければならないものは、ほかにリノレン酸とアラキドン酸とエイコサペンタエン酸がある。この三つはプロスタグランディンの原料になる。アラキドン酸やエイコサペンタエン酸は魚油に多い。結局、植物油はリノール酸とリノレン酸の含有量の高いものを食べるのが賢明なのだ。

不飽和脂肪酸を完全にシャットアウトするのが無理とすれば、自動酸化を防ぐ方法を講じれば良い。そして、そこに登場するのが、抗酸化物質としてのビタミンEということになる。そこから、ビタミンEで150歳まで生きられる、などという話がでてくるのだ。抗酸化物質としては、SH基もビタミンCもセレンも重要である。

脂肪肝は予防できるか

脂肪肝とは、肝臓にふくまれる脂肪が異常に多いものを指す言葉である。酒飲みは、下戸と比べてアルコールに強いが、初めから強いわけではない。アルコールに強くなった時点から脂肪肝は始まると言われている。脂肪肝は、「肝硬変」に繋がり、また「肝臓ガン」

に発展する恐れがあるので、これの予防は重要な意味を持ってくる。

動物に卵黄のレシチンを与えると、脂肪肝が防げることが分かった。レシチンは「リン脂質」の一種で、リノール酸やコリンなどを構成成分とする。そのコリンこそが「抗脂肪肝因子」であることが分かった。コリンはビタミンの一つとされている物質だ。コリンはそのままの形のものを食ってもよいが、アミノ酸メチオニンから体内で合成される。したがって、動物タンパクを十分に摂る人は、脂肪肝になりにくい。メチオニンは動物タンパクに多いのである。原則として、糖質や脂肪は肝臓に入ると脂質になる。これがレシチンに変化して血液に送りだされるなら問題はないが、コリンが不足だとレシチンがつくれない関係上、これは中性脂肪の形で肝臓に蓄積するのだ。こうしてできた脂肪肝で、肝臓機能が低下する。

頭の良くなる薬はあるか

脳の活動のためには、特定の細胞を興奮させたり抑制したりするコントロール物質が必要である。これは、「プラス物質」と「マイナス物質」とに区別されるが、いずれも、「ギャバ」（ガンマアミノ酪酸）から誘導される。そこで、ギャバの合成を促進し、その蓄積量を多くする薬があれば、それが、頭の良くなる薬、ということになる。

そこでまず注意しなければならないことは、ギャバの合成が睡眠中に行われるということである。要するに、よく眠らなければギャバの量は不十分であって、脳の活動は制約され、スムーズにはゆかない。

第二の問題は、ギャバの合成に必要な栄養物質の補給である。ギャバの原料はグルタミン酸、ギャバ合成反応の助酵素はビタミンB_1だ。ギャバからプラス物質をつくる代謝の補酵素はビタミンB_1とB_{12}、マイナス物質をつくる代謝の補酵素はビタミンB_2とB_6である。これらビタミンB群を十分にとり、睡眠を十分にとることが、頭の働きを良くするための条件である。大脳の左右両半球の交信をスムーズにするためにビタミンCを十分にとることも忘れてはなるまい。

頑固な頭はどうなっているか

キャッシュカードというものがある。これを銀行のコンピューター端末器にさしこめば、現金と残高記入伝票を受け取ることができる。もしこの端末器が、要求額と無関係に、いつでも一万円ずつ出したら、コンピューターは故障だ、と誰しも思うだろう。

我々の脳がコンピューターにたとえられるのは、それが情報処理装置であることによる。情報処理装置というものは、新しい情報が加われば、違った答が出ることを特徴とする。銀行のオンラインシステムでいえば、引出請求額は一つの情報であって、端末器はその情報を処理し、残額を計算したうえで、現金を出すのである。我々の脳には、時々刻々と新しい情報が入って情報量を増やしている。その増やした情報を処理しかねて、いつも同じ答えをだす頭が、「頑固な頭」である。頑固な頭は故障した頭であって、自慢にはならない。

覚醒レベルとは何か

我々人間の脳は傘の開ききれないキノコの形に似ている。傘は大脳であり、軸は脳幹である。脳幹の中心部を貫いて「網様体」がある。この部分は神経が網の目のように入り組んだもので、イソギンチャクなどの下等動物の神経系の遺物と見なされる。イソギンチャクの身体のどこかに異物が接触すれば、すべての触手が動きだすが、網様体の働きはこのようなものである。

全身の知覚神経は脳幹に入るが、そこで網様体に側枝を出している。感覚器に刺激が加われば、その情報は側枝から網様体に入って、これが興奮する。これが「網様体賦活系」である。網様体の下部は「網様体抑制系」となっている。網様体賦活系の活動は、抑制系によって適当に制御され、大脳の活動を誘発する。

網様体賦活系は、交感神経から出てくるノルアドレナリンによって賦活《ふかつ》され、網様体抑制系は、セロトニンによって抑制される。網様体の賦活のレベルが高ければ「覚醒レベル」が高く、頭が冴える。これが低ければ覚醒レベルが低く、睡眠が導かれる。

覚醒レベルを高める化学物質には、カフェイン、ニコチンなどがある。

II

病気と健康

病人をなぜ寝かせるか

この問題は、すべての病人にとって、血行を良くすることが有利である、という原則から説明される。横臥の体位は、血行改善のためには一番良いのである。

ここに、おもちゃのポンプがあったとしよう。そのポンプには、水の出口と入口とが付いているが、この二つの口は、3メートルほどの長さの細いゴム管で繋いである。動力源は乾電池で動くモーターだとしよう。そのモーターの力で、ポンプは、このゴム管の中の水をぐるぐる循環させることになる。

ゴム管は輪になっているわけだが、これの一カ所を持って高く上げる。すると、水は1・5メートルほどの高さまで登らなければならない。管は細いから、おもちゃのポンプは苦労するだろう。そこで今度は、ゴム管を床の上におろす。すると、水は高く登る必要はないから、ポンプは楽だ。何かの方法で、水の流量を比べてみたら、後者は前者の2倍、3倍になっていることが分かるだろう。

人間の場合、ゴム管の一部を持ちあげたのは、立位に相当し、床の上に置いたのは、横臥位に相当する。寝ていれば心臓は楽になって、血液の流量は、立位の3倍程度になる。

病気になると熱が出るわけは？

生体の場合、「熱」と呼ばれるのは、実は「異常高体温」のことである。体温のホメオスタシスは体温中枢が握っているので、何物かがそれに働きかけて調節を狂わせるのでなければ、異常高体温にはならないはずだ。この「何物」かは、プロスタグランディンという名の、アラキドン酸（不飽和脂肪酸）の誘導体である、という説が現れた。炎症箇所にプロスタグランディンが発生し、それが血流にのって脳の体温中枢に働きかけると、異常高体温になるということである。これに対して従来は、細菌の分泌する毒素、細菌の壊れた分解物、細菌やウイルスに壊された細胞の分解物、ガンの病巣の分泌物などが、体温中枢に働きかけて、異常体温になるとしていた。プロスタグランディンの生成を抑制するアスピリンに解熱作用のあることからすると、前説に分《ぶ》があるようにみえる。

体温中枢は、体温が上がると、皮膚の血管を拡張してそこに大量の血液を流し、盛んに汗を分泌し、その蒸発によって熱を放出して、体温を元に戻す。この働きが狂わないと、異常体温にはならない。熱が出たときに、震えるのを「悪寒《おかん》」という。

発ガン物質で発ガンしないのはなぜか

われわれが発ガン物質にとり囲まれていることは、新聞の報道に気をつけていれば、すぐに分かる。神経質になれば、あっちを向いてもこっちを向いても、びくびくものだ。野菜には発ガン物質ジメチルニトロソアミンの生成を防ぐ作用があると聞かされた途端に、すべての植物に発ガン物質がある、というニュースにぶつかったりする。こういう状態の中では、すべての人が発ガン物質を口に入れていること間違いなし、と言えるだろう。それなのに、地球がガン患者で満たされないのはなぜだろうか。

私は、発ガンには二重の突然変異がある、と考えている。ある細胞が、発ガン物質のためにＩ回の突然変異を起こしても、それはまだガンとは言えない。発ガン物質のダブルパンチがなければ、だめなのだ。この考えが正しいとすれば、細胞のガン化があまりたやすいものでないことになる。

突然変異はDNA分子に起こるものだが、これを修復する酵素系がいろいろある。人類はこれを一番多く持っている。また、ガン細胞を攻撃する手段としてリンパ球やインターフェロンを持っている。ガンの側からすれば、人間をやりこめるのは容易でないのだ。

ガンはなぜ転移するのか

ガンという名の悪性腫瘍は、いろいろなところに発生する。むろん、ガンになりにくい器官もないではない。その例は、卵巣と眼球であるが、その理由は、そこに大量のビタミンCが含まれているからだ、と言われる。ビタミンCの酸化生成物に抗ガン作用があるためかもしれない。

ガンの治療法としては、手術と放射線と抗ガン剤が柱になっている。しかし、それだけで根治するかというと、そうとは決まらない。そこで、1ヵ月に1回とか、2ヵ月に1回とかの定期検診が計画される。どこかに転移していないか、の疑いが残るからである。定期検診は、転移を早期に発見することを目的としている。

ガンの組織から、ガン細胞が遊離して、血管やリンパ管に流れ込むことがある。これがどこかの組織に腰をおろして増殖を始めれば、そこにガンの転移があったことになる。ガンの転移があっても、初期には見つかりにくい。細胞数が10億程度にならないと、発見が難しいからだ。だから、ガンをわずらった人は、数年間は転移におびえることになる。転移が起これば、生命の危険は増大せざるをえない。

丸山ワクチンとは何か

ガン患者の話題の一つとして、丸山ワクチンはますます評判を高めている(執筆当時)。ところが、医師の大多数は丸山ワクチンに背を向けているようだ。丸山ワクチンは、日本医大の丸山千里名誉教授の発明である。

丸山ワクチンは、元来は結核の治療を目的とするものであった。彼は、結核療養所にもハンセン病施設にもガン患者がまれであることに気づいた。結核菌とライ菌とは同族である。彼は、結核菌やライ菌に抗ガン作用があるのではないかと考えた。そこで、結核菌の代用として丸山ワクチンの接種を思いついたのである。ところが、動物実験はことごとく失敗した。

彼はここで、動物のガンと人間のガンとは別物であると考え、ついに人体実験に踏み切った。するとこれが予想を上まわる効果をあげた。現在にいたるまで、丸山ワクチンに期待を繋ぐのは、ほとんどすべてが末期ガンの場合である。丸山ワクチンは免疫療法と考えられている。効果をあげたとき、リンパ球の数が増えている。

風邪ひきのメカニズムは？

風邪をひいた時、初期症状は、鼻や喉に出るのが普通だ。これはつまり、いわゆる上気道の粘膜に炎症が起きたことを示している。ところで、上気道の粘膜には、「常在菌」という名の細菌が住みついている。ウイルスもマイコプラズマも住みついているだろう。マイコプラズマとは単細胞動物で、原虫の仲間である。

もし、ウイルスが異常増殖を始めれば、いわゆる「感染」となり、風邪の症状が出てくる。しかし、ウイルスの異常増殖のために必要な条件がある。それは、粘膜に分布している血管に、十分な量の血液が供給されないということだ。

寒い空気にさらされて上気道の粘膜が急に冷えると、血管が収縮して血行が鈍る。粘膜が丈夫なら、この状態はまもなく解消し、血行は正常に戻る。これができないと、血液欠乏の状態が長く続き、ウイルスを攻撃する役目のインターフェロンがつくれなくなる。そこでウイルスの異常増殖が始まり、上気道に感染が起こるのである。

ウイルスの増殖は細胞の内部に起こって、その細胞を壊してしまう。この弱味につけこんで、細菌やマイコプラズマが増殖して、症状を悪化させる。

不眠症はどうすれば治るか

睡眠時間が加齢とともに短くなる傾向を持っていることは事実である。子供や元気な若者に、不眠症の訴えのないことも事実である。とすると、睡眠時間が短いことを、不眠症と思いこむ恐れはないか、と思いたくなる。中高年者の不眠症の実態が、睡眠時間の短縮である可能性は大きい。

私はここで、加齢とともに代謝の種目が減少することを取りあげたい。ハゲや白髪などの老人の印を、代謝の種目の減少の現れと受け取るなら、そのことは明らかであろう。そこで、睡眠時間の短縮が、代謝の種目の減少から来ると考えてみたくなる。代謝のレベルが低下すれば睡眠時間が短くてすむ、という論理である。

ある50歳の女性が、突如として不眠に陥った。彼女が、高タンパク食をとり、ビタミンA、ビタミンB_1、ビタミンB_2、ビタミンC、ビタミンEを十二分にとっていたのに、である。そこで私は、ビタミンB_{12}とコエンザイムQ_{10}との大量投与をこれに加えた。すると、その夜からぐっすり長い時間の眠りがとれた。覚醒時の代謝のレベルが高ければ、睡眠時の代謝のレベルが高まり、これが長時間の睡眠を結果するのではあるまいか。

不眠症対策としてはセレンの有効なケースが多い。不眠の人は、催眠薬に手を出すまえに、栄養物質のことを考えてほしいものだ。

脳出血とはどういうことか

脳出血は、昔は「脳溢血《いっけつ》」と呼ばれた。脳出血という現象は、その名のとおり、脳の出血であるが、「脳内出血」と「クモ膜下出血」とに二大別される。

細長いゴム風船に息を吹き込んでゆくと、どこかが、ぷくんと膨れることがある。その部分で、ゴム膜は無理に引きのばされて、薄く、弱くなっている。ゴム風船が破裂すると、その部分が破れる。

脳出血では、脳の動脈が破裂するわけだが、その前駆現象として、血管壁はぷくんと膨れあがる。これを「動脈瘤」という。動脈瘤は、眼底にも現れるが、この時は「網膜症」と呼ばれる。網膜症は糖尿病患者にしばしば見られる。動脈瘤が破れれば、眼底出血であり脳出血である。

動脈壁は、結合組織で守られている。それの主要な成分はコラーゲンである。したがって、正常なコラーゲンのために、タンパク質やビタミンCの摂取があれば、脳出血は防げるということになる。

動脈瘤は、血管壁の結合組織の弱い部分にできるはずだから、栄養状態に留意すれば、こういうものもできないだろう。

胃潰瘍《かいよう》とはどういう病気か

火傷《やけど》をした皮膚は、細胞が破れている。そこで、細胞の内容物が溢《あふ》れて、じくじくする。これは、皮膚の潰瘍である。霜焼けが崩れたのも潰瘍である。潰瘍とは細胞が破れた状態なのだ。

そこで、胃潰瘍の話になるが、この病気では、胃壁の細胞が破れている。その損傷があまりひどければ、胃壁に孔があくこともあるだろう。このような状態になるのは、胃壁の細胞の膜を構成するリノール酸が自動酸化して「過酸化脂質」に変化し、そこが破れたことが原因である。そして、自動酸化が起きたのは、ビタミンE不足のためその抗酸化作用が実現しなかったことを物語っている。

よく、胃潰瘍がストレスからくると言われる。ストレスがあると、生体は副腎皮質ホルモンを合成してこれに対抗しようとする。ところが、この合成代謝にビタミンEやビタミンCが動員され、結局は、これらのビタミンが不足してくる。そのビタミンEの欠乏が、胃壁の細胞膜に影響を与えた、と考えてよい。この論理からすれば、ビタミンEの蓄積があれば、胃潰瘍は起きなかったはず、ということになる。

甲状腺機能障害で何が起きるか

甲状腺ホルモンの作用をみると、これがいわば中庸化器官であることが分かる。甲状腺機能が異常に亢進すると、甲状腺ホルモンが過剰になるので、代謝が亢進する。何もしなくても、走り回る時のような代謝だ。大食しても痩せてくる、汗がやたらに出る、喉が乾く、心臓がどきどきする、気分がいらいらする。だから、激しい運動をした時のような疲労感につきまとわれる。

このような症状がある時、甲状腺機能亢進症という診断が出される。眼球突出があれば「バセドウ病」といわれるが、目玉に異常がなくても、これをバセドウ病として一括するのがよいという説がある。

バセドウ病の原因は、「持続性甲状腺刺激物質」（LATS）や「甲状腺刺激物質」（HTS）にあるといわれ、甲状腺刺激ホルモンの過剰ではないとされている。

クレチン症は、甲状腺の欠損や機能の低下により発育が遅れる病気である。

白内障とはどんな目か

白内障は老人病の一つであり、糖尿病の合併症の一つでもある。

眼球の構造を見ると、外界の物体の像は、水晶体という名のレンズによって網膜上に結ばれる。レンズがくもれば、像はぼんやりせざるをえない。これが白内障の目の場合である。

水晶体はもともと透明なタンパク質でできている。卵の白身を想像すると良い。このタンパク質は、「活性酸素」にやられると、変性して不透明になる。水晶体の透明度は、コンドロイチン硫酸、ヒアルロン酸などの粘質多糖体によって保たれる。粘質多糖体はブドウ糖からつくられる。処理できないほどの量のブドウ糖があれば、活性酸素が生じるだろう。そして水晶体は不透明になる。糖尿病になると、粘質多糖体の生合成が阻害されるから、白内障が起きるのであろう。白内障はビタミンCの欠乏とも関係がある。このビタミンのヒアルロン酸の分解を阻害する作用がものを言うのかもしれない。

高血糖でどんなことが起きるか

健常人の血糖値は、空腹時110以下、食事2時間後に140以下とされる。しかし、激しい運動をすると、血糖値が上がる場合がある。この時、気分は爽快である。血糖値が一過性に上昇すると、体液のペーハー値も上昇するので、気分が良いのであろう。一過性の高血糖は、血管壁に適度な刺激を与え、好結果を生むといわれる。

定常的に高血糖値が保たれるとなると、まず、脂肪酸の不完全燃焼が起き、いわゆる「ケトン体」がつくられて、体液のペーハー値を下げる。そこで、「アシドーシス」(酸性状態)が起き、体調を低下させる。

定常的な高血糖、すなわち糖尿病は、インシュリンの欠乏による。その影響は多くの代謝に影響をおよぼして、糖尿病に特有な障害の原因となる。

インシュリンというホルモンの役割りの一つは、肝臓や筋肉の細胞に働いて、血中のブドウ糖をグリコーゲンに変化させることである。糖尿病における血糖値の上昇の原因は、一つはこれなのだが、もう一つは、いろいろな代謝を、ブドウ糖をつくる方向にねじまげることである。

肩こりはどういう現象か

肩こりの時の肩の筋肉は、こっている、つまり、硬くなっている。これは、筋肉の細胞に何かが詰まったために、それがぱんぱんに脹《は》った状態なのだ。この筋肉によって、血管も神経も強く圧迫されている。神経の圧迫のために肩はうずき、血管の圧迫のために脳が酸欠を起こせば頭痛となる。

筋肉細胞の中に詰まって、それに「こり」を起こさせる物質は乳酸である。この乳酸は、酸素の存在下にエネルギーを発生すれば、できなかったはずの代物である。だから、乳酸が溜まったということは、無酸素過程のあったことを示す。しかし実際には、ビタミンB1の欠乏を示している。このビタミンがあれば、有酸素過程でのエネルギー発生が可能となる。

もし、無酸素過程で乳酸が発生しても、それが細胞膜から抜けだせば、乳酸の蓄積はないはずだ。細胞膜の透過性を正常化するものはビタミンEである。したがって、ビタミンEがあれば、ビタミンB1がなくても肩がこらないはずだ。

結局、普通の場合、肩こりはビタミンEの服用で治る。本物のビタミンEならば、塗布も有効である。しかし、根本的な対策はビタミンB1の投与ということになるだろう。

貧血とはどういうことか

貧血とは、血液不足のことではなく、血液を赤く染める「ヘモグロビン」不足のことである。ヘモグロビンを「血色素」という。

ヘモグロビンは、酸素を運ぶ役目のタンパク質であって、鉄を含んでいる。だから、タンパク質が不足しても鉄が不足しても、貧血が起きる。もっとも、ヘモグロビンを合成する代謝では、補酵素として、ビタミンB_2・B_6・B_{12}・C、葉酸、銅が登場する。どれ一つが不足でも、貧血ということだ。貧血の人は、血の色が薄いわけだから、顔色は青ざめ、目のふちの結膜に血の気がない。酸欠状態だから、疲れやすさ、めまい、頭痛、肩こり、心《しん》悸《き》亢進などを自覚することになる。爪が割れたり、縦の線を刻んだり、変形したりするのも、貧血の特徴である。

アレルギーとは何か

アレルギーとは、「変わった動き」を意味する言葉である。花粉とか、牛乳とか、体タンパクと異なる「異種タンパク」が体内に入ったとき、鼻水が出たり、くしゃみが出たり、蕁麻疹が起きたり、紫斑病になったり、喘息が起きたり、むくんだり、変わった動きが出てくれれば、これをアレルギーという。そして、アレルギーの引き金をひいた原因物質を「アレルゲン」という。

アレルゲンが身体に侵入すると、それが抗原となって抗体をつくらせる。アレルゲンが免疫監視機構にひっかかったのである。原則として、抗体は抗原を不活化すれば用がすむわけだが、これが行き過ぎになると、過剰防衛となって、変わった動きを起こすのである。それがすなわち、アレルギーというものである。

アレルギーの治療では、アレルゲンと疑われる物質を皮膚に接種し、反応を見る。花粉を接種して皮膚が赤くなるようだったら、これがアレルゲンだ、と判断する。

この「パッチテスト」によって、何がアレルゲンであるかをつきとめたら、こんどは、アレルゲンのエキスを少しずつ注射して慣らすと、過剰防衛が減弱する。これを「減感作療法」という。

低タンパク血症とは何か

血液という名の液体は、アルブミンやグロブリンなどの、いわゆる「血清タンパク」を溶かしている。また、そのなかには、赤血球や白血球などの形をとったタンパク質もある。物質として見た血液の実体はタンパク質なのである。したがって、タンパク質不足の食生活を続けていると、血液の質も働きも落ちてくる。これが、低タンパク血症というものである。

ここまでの説明から推察されるとおり、低タンパク血症は貧血の形をとる。貧血は鉄が不足とよくいわれるが、鉄が不足でなくても、タンパク質が不足なら、ヘモグロビン（血色素）という名のタンパク質も不足せざるをえないのである。

血清タンパクの不足した血液は水っぽい。血漿《けっしょう》にとけたタンパク質の濃度が低いからである。

水っぽい血液は、水を排除して、血清タンパクの濃度を高めようとする。その結果、血液の水分は毛細血管の壁を通して、周囲の組織ににじみだす。したがって、周囲の組織は、いわば水びたしになる。これがすなわち「浮腫《ふしゅ》」である。むくみである。浮腫は、低タンパク血症の症状の一つである。

更年期障害はなぜ起こるか

頭が重い、手足が冷える、腰が痛い、心臓がどきどきする、息切れがする、疲れやすい、湿疹がでる、眠れない、便秘がひどい、などの症状を中年女性が訴えれば、医師は「更年期障害」だというだろう。鉛中毒にもこのたぐいの「不定愁訴」がつきまとうので、患者が女性であれば、鉛の専門医以外は、年齢にかかわらず、これを更年期障害と診断する。

不定愁訴の内容となっている症状は、自律神経の失調を思わせる。そこで、安定剤の投与が定石にならざるをえない。結局は、安定剤の副作用までが、不定愁訴の中身に加わってくる。

ところで、更年期障害の人の血液のビタミンEの濃度を調べてみると、それが格段におちている。この事実は、更年期と呼ばれる時期に、ビタミンEの消費が増えることを物語る。ビタミンEが、多くのホルモンの合成に不可欠な補酵素であることを考えると、更年期の女性の体内で、男性ホルモンか女性ホルモンか、あるいはコーチゾンか、何かの大量生産か浪費かのあることが推察される。そして、ビタミンEの大量投与で、不定愁訴は霧消するのである。

膠原《こうげん》病とはどんな病気か

膠原病は、またの名を「自己免疫病」という。これはさまざまな病像をとるが、「全身性エリテマトーデス」、「慢性関節リウマチ」などがその例である。若年性糖尿病もこれに属する。

生体には「免疫監視機構」があって、細菌とか、異種タンパクとか、外来の異物が侵入した時、これを不活化する物質である「抗体」をつくって、その害を未然に防ぐことになっている。この時、抗体を誘発した物質を「抗原」といい、抗体が抗原を攻撃する過程を「抗原抗体反応」という。

自己免疫病は、その名の通り、自分自身の物質を異物と誤認し、これに対する抗体をつくって、これを不活化する病気である。慢性関節リウマチの場合、この抗体を「リウマチ因子」という。糖尿病は、膵臓《すいぞう》のランゲルハンス島ベータ細胞の分泌するインシュリンが不足する病気である。このベータ細胞が異物として誤認され、これが不活化すれば糖尿病となる。このような過程があったとすれば、この病気も自己免疫病とされてよい。自己免疫病患者の三分の一は、突如として治る。これは栄養状態の改善の結果であろう、とするのが私の意見である。

生理痛は治らないか

生理痛を訴える人の45%にはれっきとした病気があるといわれる。病名は「月経困難症」だが、その原因は「子宮内膜症」、「子宮筋腫」などである。子宮内膜症とは、子宮内膜に特有な組織が、子宮筋、卵巣、膀胱などに転移した状態をいう。これらの転移は生理期間に起こる性質のものだ。

生理期間中は、子宮内膜が肥厚して出血するが、この時転移組織にも出血が起こる。この血液が逃げ道を持たない場合、それが知覚神経を圧迫すれば痛みを起こす。これが、子宮内膜症による生理痛である。

子宮筋腫ができると、腫瘍が子宮の収縮を妨害するために出血が止まりにくく、大量の血液が子宮内に溜まって周囲を圧迫するが、これが生理痛の原因となる。中年すぎて突如始まる生理痛では、子宮筋腫を疑ってみる必要がある。

若い人の生理痛は、子宮の発育が不完全であるために、子宮頸管が細く、血液の排出がスムーズにゆかず、子宮に溜まった血液がその壁を強く圧迫する結果として起こる。ビタミンEが効果を現すのは、その抗酸化作用が、血液の粘度を下げ、その流動性を高めるのである。

関節痛はなぜ起こるか

関節のところでは、2本の長骨が骨端を向きあわせている。その骨端の骨細胞の中にもリゾゾームはある。何かの原因で、そのリゾゾームの膜が破れたとしよう。すると、リゾゾーム酵素が外に出てくる。リゾゾーム酵素は、さまざまな酸性分解酵素である。ということは、酸性の環境において、タンパク質、脂質、糖質をはじめとするもろもろの物質を、それが分解し溶解することができる、ということだ。もし、細胞の内部が酸性化している時、リゾゾーム膜が破れれば、その細胞はもちろん、周囲の組織も溶けてしまうだろう。この溶液がつまり、関節に水として溜まることになる。

リゾゾーム酵素の作用で、細胞内もしくはその周囲にあったタンパク質がちぎれて、短いアミノ酸の鎖をつくれば、それが、「痛み物質」キニンになる可能性がある。キニンは、アミノ酸8個ないし11個つないだ短い鎖状分子である。このキニンが、関節痛の原因であろう。関節痛は、「変形性関節症」にも、「リウマチ」にも、「慢性関節リウマチ」にもついてまわる。これを防ぐには、リゾゾーム膜の保護、キニンの捕捉などを考えればよい。

冷え症には何が良いか

手足が冷える、腰が冷える、という感覚が異常に強ければ、これは冷え症と言わざるをえない。女性の場合、冷え症が更年期障害の一つの現れであることが多い。体内の熱が、血液の循環によって運ばれていることから考えれば、冷え症の背景に血行障害を想定するのが自然であろう。したがって、冷え症を治す方法は、血行改善を促進する方法と一致する。

血行改善には、末梢血管を太くし、血液の粘度を下げることが条件である。末梢血管拡張剤はいろいろあるが、何よりも無難なのはニコチン酸だ。これはビタミンB群の仲間だが、アミノ酸のトリプトファンから、体内でつくられる。ただし、この代謝は、ビタミンB_2、ビタミンB_6を、補酵素として要求する。したがって、ニコチン酸の服用も良し、良質タンパクとビタミンB_2・B_6の摂取も良し、ということになる。

血液の粘度が、それの含む不飽和脂肪酸の自動酸化によって上昇するという事実があることからすれば、抗酸化作用を持つ物質は、血液の粘度を下げることになる。そこに、冷え症の治療にビタミンEが使われる理由があるのだ。

あせもはなぜできるか

あせもは、汗によって起きた炎症である。汗の成分には、食塩や乳酸などがあるが、これらの刺激は、炎症を起こすのに十分なほど強烈なものである。

そうかといって、汗をかいていない状態の皮膚に、食塩や乳酸の水溶液を塗ったところで、炎症の起こることはまずない。たえず汗をかくと、皮膚が弱ってくるから、あせもという名の炎症が起きてくる可能性が出てくるのである。

皮膚の表面は、角質層という名の死んだ細胞の層で覆われている。ここが汗でいつも塗れていると、角質がふやけてくる。つまり、乾燥した時とは違った状態になる。そして、汗腺が塞がって、汗の出口が閉じたかっこうになる。

汗の出口がどうあろうと、暑い時には、汗腺はたえず汗をつくっている。そしてその汗は、外に出ないで、汗腺の中に溜まることになる。その汗の含む食塩や乳酸が、汗腺を刺激して炎症を起こすのである。

あせもは大人にもできるが、子どものほうが多い。これは、子どものほうが汗の量が多いためである。夏の子どもの汗の量は、大人より60％も多い。

霜焼けやあかぎれはなぜできるか

霜焼けは、手足や耳たぶなど、血行の滞《とどこお》りがちな部位にできやすい。寒さが厳しい時、そこの血行がほとんど完全に止まるからである。もっとも、正常な人の場合には、こういう時、血行が一時ストップしても、まもなく血管が太くなって、血流が始まる。そうすれば、霜焼けは起きないのだ。いつまでも血管が縮んで血行が止まっている人が、霜焼けにやられる。医師が、末梢血管拡張剤を投与するのはそのためだ。この目的には、薬剤ではなくニコチン酸が無難といえるだろう。霜焼けの症状が現れる順序は、①赤くなってかゆい、②腫れる、③水ぶくれができる、④くずれる、の四段階に分けられる。予防には、マッサージや冷温交代浴などが昔から有効とされているが、最高はビタミンEの服用である。血行が改善されるのだ。

あかぎれとなると、話が違ってくる。皮膚の表面を覆う角質層は、汗や脂肪などの分泌物でしなやかになっている。これが不足すると、角質層はもろくなり、ひび割れる。ひびが深くなると、真皮や皮下組織までが割れ、赤いものが見え、あかぎれとなる。予防にはビタミンAの服用が良い。

血尿はどうすると出るか

血尿とは、文字通り血液を思わせる色の尿のことである。もっと正確にいえば、赤血球がタンパク質に付着したものを含んだ尿のことである。

尿をつくる器官は腎臓であるが、そこには、糸球体といって、糸くずを丸めたような形の血管が分布している。糸球体は血液から尿を濾《こ》すろ過装置である。糸球体機能が正常であれば、尿の成分は約5倍にここで濃縮される。

もし、糸球体機能が低下していると、尿成分の濃縮度が十分でないばかりでなく、赤血球、白血球、血清タンパクなどが糸球体でろ過されずに、そのまま尿中に出てくる。このような尿は、血尿でありタンパク尿である。ろ紙を使って泥水を濾す時、ろ紙の目が大きすぎれば、泥が下に落ちる。糸球体の機能低下は、こういったものである。

腎臓は血液の浄化装置だ、とよく言われる。糸球体はその装置の主役なのである。この装置に故障が起きれば、糸球体の代役をする人工的装置、すなわち人工腎臓に血液を通過させて、「透析」をすることになる。透析では、不要物のほかビタミンCが失われる。血尿も、赤血球の数が少なければ、赤くはならない。

ネフローゼとはどんな病気か

血清タンパクは血中に留まるべきものだが、これが尿に出る病気を「ネフローゼ症候群」という。腎臓は血液のろ過装置だといわれるが、その重要な仕事を受け持つ「糸球体」が異常を起こしたのである。

1日に排出される尿タンパクが3・5グラム以上あり、低タンパク血症、高脂血症となって浮腫がでれば、ネフローゼという診断になる。もっとも、タンパク尿以外の症状が顕著でない人もいる。高脂血症とは、コレステロールを含むタンパク質「リポタンパク」過剰の状態をさす。血清タンパクの減少を補うために、リポタンパクが現れるのである。ネフローゼは糸球体の病変であるが、この病変の引き金となる病気は多く、糸球体腎炎、糖尿病、感染症、薬物中毒などである。

ネフローゼの対策としては、高タンパク食がトップに来る。尿中に排出される分も補わなければならない。安静と減塩が必要である。薬としては、コーチゾンのようなステロイド剤がよく使われるが、病気がおさまったからといって急にやめると、ショック死の危険がある。

動脈硬化とは何か

動脈硬化とは、その名のとおり、動脈が硬くなることである。硬くなれば丈夫になるのではなく、脆《もろ》くなるのである。

もっとも、動脈には太いものと細いものとがある。太いものの硬化は局部的に起こる「粥《かゆ》状硬化」であり、細小動脈の硬化は全般的に起こる肥厚である。

粥状硬化を起こした部位には「粥状隆起」（アテローム）という名の、こぶのような隆起ができ、それが血管の内腔をせばめている。アテロームの原因は突然変異のようである。動脈の壁には平滑筋という筋肉層があるが、アテロームには平滑筋繊維の異常増殖が見られる。この異常増殖は突然変異から来る、と考えられるのだ。

発達したアテロームの内部には、コレステロールの結晶が点在している。血中コレステロールが隆起を通過して血管の外に出ることができず、そこで結晶化したと考えられる。コレステロールはアテロームの原因ではない、と考えるのが正しいようだ。細小動脈の肥厚は高血圧から来る。高い血圧に耐えるように、血管壁が厚くなったのであろう。肥厚があれば、血管の弾力は低下し、内腔はせばまり、高血圧を定着させる。

心筋梗塞とはどういうことか

心臓は一時も休むことなく、死ぬまで働きつづけなければならない。そのためには、心臓の筋肉、すなわち「心筋」は大量のエネルギーをつくる必要から、大量の血液を要求する。この血液を送るための太い3本の動脈が、かんむりのように心臓にかぶさっている。これが「冠動脈」あるいは「冠状動脈」である。心筋はこれによって酸素と栄養物質との補給を受ける。

冠動脈の内壁にアテロームができ、それが発達すると、内径が次第に小さくなり、しまいには塞がってしまう。これが心筋梗塞である。心筋梗塞は、3本の冠動脈のうち、1本におこることもあり、2本に起こることもある。

冠動脈が完全に塞がらないまでも、その断面積が、もとの20%ぐらいになれば、少しの坂を上っても、心臓が苦しくなる。心筋が要求しただけの酸素がもらえないためである。このような症状が「狭心症」である。

心筋への酸素の供給が少ししか不足しない場合には、喉の異和感やめまいなどが起きるにすぎない。不足がひどければ、胸から上方に向けて激痛が走る。これが死につながるケースもないではない。

クル病はなぜ起きるか

クル病とは、背骨が曲がる病気である。発育盛りの子どもがクル病になれば、身長が十分に伸びず、背骨が曲がってしまう。結局、クル病は骨の病気である。骨には、「硬骨」と「軟骨」とがある。どちらも、重要な成分はコラーゲンという名のタンパク質である。コラーゲンにカルシウムが結合しているのが硬骨、結合していないのが軟骨だ。クル病は、この硬骨の病気である。

硬骨にカルシウムが結合するためには、ビタミンKとビタミンDとがなければならない。ところがビタミンDはホルモンと分かったので、ことはややこしくなった。ビタミンDの原料は食品からも摂れるが、もともとは、皮膚のところでコレステロールからつくられる性質のものだ。この代謝には紫外線のエネルギーが利用される。このビタミンDの原料は、腎臓へ行って初めて、ホルモンとして働くビタミンDに変化する。いずれにせよ紫外線が不足した地域に住む人は、とかく硬骨の発育を阻害されやすい。硬骨がよく発達しなければ、軟骨が大きくなって、関節のところで硬骨の端をへこませてしまう。もともと膨らんでいるはずの腕などの骨の頭が、レントゲンで見るとへこんでいる。
このように、硬骨が発達する代わりに軟骨の発達するのがクル病である。

肺気腫とはどんな病気か

肺の微細構造を見ると、それはブドウの房に形が似ている。房の軸は「気管支」にあたる。これはむろん中空であるが、軸から出た枝も、一つ一つの実も、中空でなければならない。肺が空気を吸いこむと、その空気は、気管支を通って、一つ一つの肺胞に行き、これを膨らませる。肺胞とは、ブドウの実に相当する器官である。空気を吸った時、肺胞は膨らみ、空気を吐いた時、肺胞はしぼむ。これがスムーズに行くためには、肺胞の膜に弾力がなければならない。

肺胞が破れたとき、「肺気腫」が起きたという。老人の肺活量の低下や息切れは、肺気腫から来る。肺胞壁が自動酸化すると弾力がなくなる。この時に咳をすると、肺胞が破れる可能性がある。長年の間に、このような現象が起きるから、老人は肺気腫を起こすことになる。

肺胞壁のリン脂質の自動酸化を呼ぶのはオキシダントである。この本体はオゾンや窒素酸化物であって、「光化学スモッグ」に含まれる。自動酸化はビタミンEによって防げる。肺気腫患者の呼吸困難も、ある程度までリン脂質レシチンやビタミンEで改善される。

円形脱毛症はどうすれば治るか

円形脱毛症とは、その名のとおり、円形に脱毛する病気である。一般的に、脱毛の経過を見ると、まず、その部分の毛が細くなり、それがだんだんにひどくなって、ついには毛がなくなる。毛がなくなったと思っても、あとから細い毛が生えてくるうちは、まだ毛根の活動がゼロではない。その前に対策をたてなければならない。円形脱毛症についても同じことがいえる。

私のようなハゲ頭は、ストレスとは関係ないが、円形脱毛症は、ストレスと無関係ではない。副腎皮質ホルモン、すなわちステロイド剤の塗布がよく行われているが、ビタミン

Eの服用も有効である。この場合の効果は、毛根における細胞分裂の促進である。毛が細くなるのも、生えなくなるのも、細胞分裂の頭打ちが原因なのだ。

結膜炎とはどんな病気か

結膜炎とは、簡単にいえば、目が赤くなる病気である。瞼《まぶた》の裏一面に広がり、目のふちから白目のところまでを覆う膜が結膜である。これが赤くなれば、結膜炎と診断されるのだ。結膜が炎症を起こして、充血しているのである。

細胞組織に何らかの変化をもたらす「侵襲」が起きた時、これに対して再生、修復などの防衛反応をもって応えるのが「炎症」である。炎症に特有な因子として、血管内皮細胞の変化による血管の拡張、血管壁の透過性の亢進などがある。結膜炎は、結膜の血管が拡張するから、目が赤くなるのである。

結膜炎の原因としては、アデノウイルス感染、アレルギー、紫外線、細菌感染、光化学スモッグなどがある。プールでうつるのは「流行性角結膜炎」で、炎症は角膜にも及んでいる。原因はアデノウイルスである。

流行性角結膜炎は、結膜炎としては最もありふれたものである。患者は、涙や目やにが出て、まぶたが腫れる。朝起きてみると、瞼がくっついていることもある。この病気は、2～4週間で抗体ができて治る。これは感染しやすいので、患者の手は常にアルコール消毒を要する。

リウマチ因子とは?

自己免疫病（膠原病）性リウマチ、つまり「慢性関節リウマチ」患者の血液中に発見される特異な物質がリウマチ因子である。我々の身体には、「免疫監視機構」があって、「非自己」の侵入、もしくは発生に対して、不断の監視の目を光らせている。非自己が現れれば、それを「抗原」として、ただちにそれに攻撃をしかける。その仕掛人の呼び名は「抗体」である。

万一、自己を非自己と錯覚し、自分自身の関節を抗原として攻撃をしかけるような事態が起きれば、これは一大事である。しかし、現実にはそのようなことが起こる。これがすなわち「自己免疫病」である。この時も、免疫監視機構は、攻撃仕掛人としての抗体を仕立てて送りだす。この抗体が、「リウマチ因子」と呼ばれる物質にほかならない。

慢性関節リウマチの引き金となる非自己は、関節腔内組織に出現する変性ガンマグロブリンである、と考えられている。変性とは、自己が非自己に変化したものといってよい。ガンマグロブリンは血清タンパクの一つである。この変性ガンマグロブリンを攻撃すべく、リウマチ因子という名の抗体ができる。

緑内障はどんな病気か

緑内障の病状としては、電灯の光が、傘を被ったように見え、目が痛く、頭痛がし、老眼鏡の度があわない、というような現象が起きる。

これは慢性緑内障の場合であって、急性緑内障となれば、急激な視力障害のほか激しい眼痛、頭痛、吐き気などがある。痛みのために目を塞いでいて、いざ目を開けてみたら失明、というケースもある。

緑内障の原因は「眼圧」の上昇である。水晶体と角膜との間に、「前房」という名のレンズ状の空間があるが、そこを満たしている前房水の排出が阻害され、その圧力が高くなり、眼圧が上昇したものである。このために、眼底の血行に障害が起き、視神経の機能が次第に失われることになる。

緑内障の原因としては、副腎皮質ホルモン剤の投与やストレスがあげられている。医師は、前房水の排出を促進する薬、前房水の発生を抑制する薬を投与したり、前房水排出用の流路をつくったりする。この流路はだんだん狭くなる関係上、手術は再三繰り返し行なうのが普通である。

ビタミンEやCに眼圧を下げる作用があるが、これは、前房水の粘度の低下を思わせる。

仮性近視とはどんな目か

仮性近視という言葉は、小・中学校の身体検査などに出てくるけれど、成人の場合には使われたためしがない。いずれにしても、近視に、仮性のものと真性のものとがあることが、ここで想像できる。

読書の場合のように、近くを見るとき、目のレンズ、すなわち水晶体は、毛様体筋の緊張によって厚くなる。この状態を長時間続けると、毛様体筋は、収縮したままでリラックスしなくなる。すると、水晶体の焦点距離が短くなったままなので、遠くはぼんやりする。これが仮性近視である。

毛様体筋の緊張をほぐすのには、ミドリンという名の目薬が使われる。これを連用すると、角膜が溶ける場合があるから、注意を要する。一般に、青少年の近視は真性近視と仮性近視との混合であるから、仮性の部分が回復しても、真性の部分は残ることになる。仮性近視をほうっておけば、それは次第に真性近視に移行するだろう。仮性近視の原因の中には、ビタミンB_1の不足から来る毛様体筋の機能不全があるかもしれない。コエンザイム

Q10のような、筋肉内でエネルギーをつくるのに必須なビタミンの不足もからんでいるかもしれない。

糖尿病はどんな病気か

字の通りならば、糖尿病は尿に糖の出る病気ということになるが、その本質は「高血糖症」である。血中ブドウ糖値の高いことを特徴とする病気である。血中ブドウ糖値が低くても糖尿の出る場合があり、これを「腎性糖尿」という。

血糖は細胞のエネルギー源であるから、さまざまなホルモンが、血糖値を高める方向に働いている。アドレナリン、コルチゾン、グルカゴン、チロキシンなどがこれだ。これに対して、血糖値を下げるホルモンはインシュリンのみである。したがって、インシュリンの分泌が不足すれば、高血糖は不可避である。血糖値を下げるのには、インシュリンの注射、またはインシュリンの分泌を促進する経口血糖降下剤の服用が行なわれている。血糖降下剤はいろいろだが、致命的な心臓発作を起こす恐れのあるもの、乳酸によって体液のペーハー値を下げるものなどがある。

糖尿病は全身の代謝を狂わせる。血管の障害が全身的に起こるので、眼底出血や脳出血などが起こる。脂肪酸の不完全燃焼のために「ケトン体」が発生するので、顔色がさえない。

痛風はどんな病気か

夜中に、あるいは明け方に、足の親指の付け根のあたりが急に痛みだし、気がつくと、そこが赤く腫れて熱を持っている。こういう症状があれば、痛風である。最初の激痛が、手や足の関節に来ることもある。この激しい症状は、数日で解消するが、忘れたころになって、また急に発症することを特徴とする。それを繰り返しているうちに、無症状の期間がだんだん短くなる。初めは、年に1~2回だったのが、度々起きるようになる。

すべて生物の身体を構成する細胞には核があり、核の中には核酸がある。DNA、RNAがそれである。その核酸の成分に「プリン体」というものがある。これは骨髄などで

「尿酸」にまで分解され腎臓から捨てられる。この尿酸の血中濃度の異常に高い人の一部に痛風が起きる。痛風の患者には尿酸の結晶が発見される。

尿酸が蓄積される原因としては、それを分解する酵素の活性低下、それの腎臓からの排出の阻害などが考えられる。多くの痛風の原因は後者にあるが、結局、これは腎機能低下による。

頭痛はなぜ起きるか

頭痛に、一過性のものもあり、慢性のものもあることは、頭痛持ちと話をしてみればすぐ分かる。一過性の頭痛は、脳の酸欠から起こると断定して間違いない。酸素の運搬を受け持つのが赤血球の「ヘモグロビン」(血色素)であることを思えば、酸欠の原因は、血行障害か貧血か、どちらかということになる。どちらにしても、ヘモグロビンの酸素運搬量が増えれば、酸欠は好転するはずだ。そして、酸素運搬量を増やすということは、酸素のムダを省くことである。

酸素は、不飽和脂肪酸を酸化するのに使われる量が、平均して43％といわれる。したがって、これを阻止すれば、有効な酸素が増え、酸欠が救われる。そこで、抗酸化作用を持つ物質を摂取すれば、酸欠による頭痛は治るのが当然、ということになる。この抗酸化作用を持つ物質、「酸化抑制物質」の代表はビタミンEである。セレンもここに加えるべきだろう。慢性頭痛は、脳腫瘍、高血圧、脳炎などでも起きるが、一番多いのは、偏頭痛でなければ緊張性頭痛である。偏頭痛はビタミンEで治ることがある。

めまいはなぜ起きるか

めまいの原因として最も普通なのは「酸欠」である。脳の酸素欠乏である。酸素が欠乏すると、内耳の「迷路」と呼ばれる部分の働きが阻害される。迷路は平衡感覚の中心であるから、これが正常に働いてくれなければ、めまいとなる。

貧血や低血圧の人が、急に立ちあがった時のめまいを「立ちくらみ」という。

めまいは、脳内出血、クモ膜下出血、脳梗塞など、いわゆる「脳卒中」の前駆症状として現れることがある。脳に腫瘍、動脈瘤、動脈硬化などがあって起こるめまいもある。これらのめまいが起きたら、要注意ということだ。

めまいは、脳の外傷や炎症でも起こる。炎症のうちには、クモ膜炎、脳炎、中耳炎などが含まれる。

スピードの速い乗物に乗って外を見た時、高所から下を見た時、度の合わない眼鏡をかけた時などのめまいは単純だ。メニエール病は内耳の病気なのだから、めまいが起きて当然、ということになる。

便秘は何から起きるか

便通が2日に1回でも、便が正常であれば便秘とは言えない。便通が1日に2回あっても、ウサギの糞《ふん》のような便ならば便秘のうちに入れる。便秘の原因は、便がかたすぎる、大腸の途中に変形がある、大腸に痙攣《けいれん》が起きる、などである。

ウサギの糞は痙攣性便秘に特有といってよい。痙攣性便秘の原因は一様でなく、ストレス、胆嚢炎《たんのう》、膵臓炎、十二指腸潰瘍などの病気から、下剤の多用まである。これらの原因で自律神経が失調し、大腸の機能低下を招くのである。そこで医師は、安定剤の投与を考える。普通の場合は、ストレスを想定し、生活のリズムに気を付け、精神的な負担を軽くする、というような方針を、患者側で立てるのが賢明であろう。痙攣性便秘の場合、腹痛、吐き気、腹部膨満などの症状を伴う傾向がある。

ちょっとした便秘は、サツマイモでも食べれば簡単に治る。これは、植物性繊維が腸内細菌を培養し、便の量を増やした結果である。

便秘の予防には大腸の蠕動《ぜんどう》のタイミングをとらえてトイレに入るのがよい。この蠕動は食事中から食後にかけて起きるが、朝食後が最高である。

腹痛はなぜ起きるか

腹痛の原因はあまりに多いので、素人がそれを見つけることは、不可能といってよい。ということは、医師の診断なしに、腹痛の原因をさぐるのは無理、ということである。一般的に言って、痛みの部位と、原因の所在とは一致しない。

ただし、素人にも原因の見当のつけられるものが、全くないわけではない。例えば、子どもの腹痛はたいていは食い過ぎである。もしそれに下痢が伴うのなら大腸炎の疑いが濃い。また、走っている時に起こる腹痛は、脾臓《ひぞう》の痛みである。

子どもを含めてさしつかえないが、一般的にいえば、腹痛というものは、炎症、潰瘍、寄生虫、大腸憩室などを原因として起こるものだ。腹痛は、これ以外にも膀胱結石、胆石などからも起こる。俗称「胃けいれん」は、胃の病気から来たものではなく、胆石からきた胆嚢炎である。

腹痛の原因をはらむ器官としては、胃、腸、肝臓、膵臓、脾臓、胆嚢、腎臓、尿路、膀胱、虫垂、大動脈、大静脈、腹膜、卵巣などがあげられる。これらの器官に炎症か潰瘍かがあれば、腹痛が起こるのが普通である。

頑固な腹痛は、医者に見せるのがよい。

下痢はどうして起きるか

申すまでもなく、下痢の便は水っぽい。いや、それが文字通りの水で、小便のように勢いよく放出されることさえある。そのような便は、一日に何回も患者をトイレに走らせる。したがって、腹痛を伴わなかったとしても、下痢は生活のリズムを破壊する不快な現象である。

大便は、大部分の水を大腸で吸収され、固形物となって肛門から排出されるべきものである。下痢便は、大腸での水の吸収が悪いか、腸の蠕動《ぜんどう》が激しすぎて、水を除去されるのに必要な時間を与えられずに肛門まで送られるか、のいずれかの場合である。

分泌物が増加するのは、大腸炎、赤痢、大腸ガン、白血病、アレルギー、水銀中毒、消化不良などのためである。また、腸の蠕動が過剰になるのは、過敏性大腸炎などがある。

下痢の時には、脱水症にならないために、努めて水分をとる必要がある。

鼻血はどうすると出るか

鼻血とは、その字のとおり、鼻からの出血である。鼻血は鼻孔から流れ出すので、出血部位は見えないが、それはほぼ一定している。その部位は次の方法で突きとめられる。まず、二本の指で鼻すじをつまみ、それを下から上方にずらせてゆく。すると、鼻中隔軟骨（鼻骨）に接したところに、二本の指がぶつかる。ここを押しつけていれば、鼻血は止まる。出血部位は、ここだったのだ。しばらくそのままにしていれば、血液は凝固し、鼻血は止まる。

この部位の粘膜の直下の浅いところに、頸動脈の分枝と、下顎と上くちびるから来た動脈とが来ている。太い動脈がこんな浅いところにあるのは、ほかに例がない。そのために、この動脈が特に破れやすいのである。

この部位の動脈が破れる原因としては、打撲のほか、顔を洗う時に強くこするとか、鼻を強くかむとか、あるいは、汚染のある空気、冷たい空気、乾いた空気などの刺激を受ける。高血圧の人の場合、この動脈は破れやすい。体液がアルカリ性ならば、鼻血はすぐに止まるのが普通である。

たいていの鼻血はビタミンKの投与で止まる。即効性を求めるのなら注射である。

むくみはどうして起きるか

むくみの医学上の呼び名は「浮腫《ふしゅ》」である。向うずね、もしくは髪の毛の生えぎわを強く指先で押してみて、くぼんだり、くぼみが残ったりしたならば、浮腫と判定してよい。そこの結合組織に、移動可能な水があった、ということである。

浮腫の原因としては、腎機能や心機能の低下、あるいは低タンパク血症を想定するのが普通である。原因が何であろうと、浮腫が起きると胸腔にも水が溜まって心臓を圧迫する。このために吐き気の起こることがある。こういう時、消化管の粘膜が水膨れになるために、胃腸の機能が低下し、食欲不振を招く。

低タンパク血症の場合、血清タンパクの濃度の低下をカバーするために、血液の水分が血管壁の外ににじみだす。これが組織を水膨れにするのである。この時貧血を伴うことが多い。

心機能障害から来る浮腫は、立位では脚に、横臥位では背中に現れる。うっ血の結果だからである。

腎機能障害から来る浮腫は、初期には瞼に現れる。瞼が腫れたように見える。障害が進めば、タンパク尿や血尿を伴う。

引きつけとは何か

引きつけの正しい名称は痙攣である。これはちょっと考えて分かるとおり、筋肉の異常現象にほかならない。筋肉には、意志によって支配される「随意筋」と、意志と無関係に自律神経によって支配される「不随意筋」と、二種のものがある。随意筋を支配するのは「運動神経」以外のものではない。

この随意筋が、運動神経の支配を拒否し、不随意的につっぱり、あるいはひくひく動く時、これを痙攣という。この時、神経支配のメカニズムは狂ったわけだが、その異常を起こす部位は、大脳、中脳、小脳、延髄にまたがっている。引きつけに繋がる神経障害の原因としては、赤痢、一酸化炭素中毒、てんかん、ヒステリー、脳膜炎、破傷風、脱水症、鉛中毒、動脈硬化、脳腫瘍、脳卒中など、多様なものがあげられる。

筋肉には、「伸筋」と「屈筋」とがある。前者は関節を伸ばす筋肉、後者は関節を曲げる筋肉である。引きつけには、全身の伸筋が強く収縮するタイプがある。このとき、手足は棒のようにつっぱり、上体も首も後方に強くのけぞる。全身の筋肉が周期的に収縮し、手足や首がひくひく動く症状は重大である。

湿疹はなぜできるか

湿疹は、皮膚の細胞の自己消化現象である。リゾーム膜が破れて放出されたリゾソーム酵素が、細胞を溶かしてしまう現象である。リゾーム膜がしっかりしていれば、こんな病気は起きないのである。

ただれ、かぶれ、円形のざらざら、円形の着色などは、どれも湿疹である。何かが手についてかゆくなり、熱をもって赤く腫れ、ただれてくるのは急性接触皮膚炎である。ウルシかぶれはその例だ。汗ばんだ時、温まった時にかゆくなり、気がついてみると、円形のざらざらを発見するのは、慢性接触皮膚炎である。色がつくこともある。中性洗剤や下着のかぶれはその例だ。

初めはさほどひどい症状はなく、2度、3度と接触するうちに、かゆみ、ただれがひどくなるのはアレルギー性皮膚炎である。六価クロム、ホルマリン、クラゲなどがその例だ。湿疹とは、これらの総称だと思ってよい。

湿疹の治療には、リゾーム膜が破れないようにするためにビタミンEなどが用いられている。

咳が出るのはどうしてか

「脳幹」という名の脳の部分に「延髄」がある。これは、生命に不可欠な多くの反射の中枢となっている。そしてそこに、「咳中枢」がある。咳中枢が刺激を受けた時、咳がでる。

咳中枢には、気管からも、気管支からも、食道からも、胸膜からも、胃腸からも、肝臓からも、神経が伸びている。それは脊髄を経由している。これはつまり、咳中枢を刺激する神経が、多方面に伸びている、ということだ。

ご飯粒が気管に迷いこんだ時、車の排ガスが気管に入った時、胃が痛い時など、咳の原因は多様である。咳の出る病気としては、扁桃炎、肺炎、気管支炎、肺結核、喘息、肋膜炎、心不全、心臓弁膜症などがあげられる。

咳中枢の咳の指令は3段階に分けて行われる。第1段階は、横隔膜を下に下げる運動である。第2段階は、肺の圧力を高めるために声門を閉じる運動である。そして第3段階は、急速に声門を全開する運動である。

咳中枢のそばに「嘔吐中枢」があるから、咳に吐き気が伴う場合がある。

ひどい咳がつづくと、肺胞がパンクする。

喘息《ぜんそく》はなぜ苦しいか

喘息にはいろいろあるが、大部分は「気管支喘息」という名の病気である。気管支と呼ばれる管は、気管から枝分かれした気道であって、先端へゆくほど細くなっている。その直径は末端では0・1ミリにも足りない。そういう細い部分も太い部分も、気管支という管は、どこまでも環状の筋肉にとりまかれている。この管は、要するに、筋肉の力によって直径が変えられるようにできているのである。

もしこの気管支をとりまく筋肉が全面的に収縮したら、どうなるだろうか。収縮が強烈ならば、管は閉じ、空気の流れはストップしてしまう。これが喘息である。

この状態で呼吸を強行すると、吸気は可能だが、呼気は不可能になる。吸気は、横隔膜の緊張によって強制的に行われるが、呼気は横隔膜の弛緩《しかん》によって非強制的に行われなければならないからである。これでは、肺は膨らむ一方で、呼吸は困難になる。これは窒息状態に等しく、全身は酸欠だ。

気管支の筋肉は副交感神経によって収縮し、交感神経によって弛緩する。そこで、副交感神経遮断剤や交感神経刺激剤が、喘息の薬になる。喘息の咳は、タンから始まる。

気管支の筋肉を弛緩させる機能を持つものにプロスタグランディンがある。プロスタグランディンの原料となる必須脂肪酸、おそらくアラキドン酸が喘息発作の予防に役立つだろう。プロスタグランディンの生合成を阻害するアスピリンは喘息の敵である。

なお、喘息の背景にはヨード不足があるという。

タンはどうして出るか

我々の呼吸器の管の部分、すなわち、気管や気管支には、異物を除去する目的の装置がある。その名は「絨毛《せんもう》」である。気管や気管支の内壁には、ブラシのように絨毛が生えている。絨毛は粘液を分泌してねばねばになっているので、ごみや細菌や、細菌との戦いで死んだ白血球などは、そこに吸いつけられる。

このような異物が、ある程度の量になると、絨毛は一斉に動いて、これを粘液で丸め、だんごにして上方へ送る。これが、あとからあとから異物を吸いつけて、雪だるまのように次第に大きくなる。

だんごがある程度まで成長すると、気管や気管支に分布する神経がこれをとらえ、咳中枢に情報を送る。そこで、咳が起こり、猛烈な上向きの風となって、喉から口に向かって、例のだんごを吹きあげる。だんごが1回の風で口まで上がってこなければ、咳は何回でも繰り返される。だんごが口まで上がってくれば、それがタンである。この咳はタンを出すために、反射的に起こるものであって、悪性のものではない。タンを伴わない「から咳」には、かえって問題のある場合がある。

吐き気はなぜ起きるか

吐き気は嫌《いや》なものだ。それだからこそ、サルトルは『嘔吐《おうと》』などという小説を書いたのだろう。もっとも、彼の場合は、麻薬メスカリンを飲んだことが、吐き気の原因であった、と私は思っている。

吐き気は、延髄にある「嘔吐中枢」が刺激された時に起こる。メスカリンが、それをした、ということだ。嘔吐中枢に刺激を与える原因は、きわめて多い。メスカリンやモルヒネなどの麻薬のほか、細菌毒素がある。風邪をひいたときに起こる吐き気は、細菌の毒素によるものだ。

病気のなかにも、嘔吐中枢を刺激するものがある。肝臓病、つわり、脳炎、脳出血、緑内障、腎盂炎《じんうえん》、腎結石、膀胱結石、胃炎、胃潰瘍、胃ガンなどがそれだ。脳に腫瘍ができた時、打撲などで脳に内出血が起きた時など、そこに出現した異物の圧力のために、嘔吐中枢が圧迫され、吐き気となる。

嘔吐中枢のそばには「咳中枢」があるので、咳の原因が吐き気の原因になることがある。嘔吐中枢が作動すると唾液や冷汗の分泌を促進し、脈は少なく顔色は青ざめる。この時胃は入口を閉じ、逆蠕動で内容物を上昇させる。

しゃっくりはなぜ起きるか

呼吸運動というものは、意識しないでも起きている。むろん、意識して行うこともできる。つまりそれは、不随意的にも起き、随意的にも起きるということだ。しゃっくりは、呼吸の一つのタイプである。その特徴は、いくらがんばってもストップがかけられない点にある。つまりこれは、不随意的な呼吸ということになる。とするならば、これは神経障害の一つといわなければならない。

呼吸運動で息を吸う時、胸部と腹部とを区切る筋肉の膜、「横隔膜」が下がる。その筋肉が収縮することによって、横隔膜は下がるのである。横隔膜がリズミカルに痙攣して収縮する運動がしゃっくりである。これは、ヒョッヒョッと、周期的に息を吸いこむ運動である。

しゃっくりの原因は、アルコール中毒、脳腫瘍、食道障害、胃腸障害のほか、水をとらずに固形物を飲みこむ、熱いものや刺激物を食べる、冷たい空気を吸う、などである。

しゃっくりを止める方法の一つは、目の上の骨に親指をあて、両肘をテーブルにつくことである。私の方法は、骨盤の直上で、背骨をはさむくぼみを強く押すものである。ここには横隔膜に繋がる神経が通っているので、そこを刺激しようとするわけだ。

おできはどういう時にできるか

おでき（腫れ物）は、化膿菌による感染症である。おできが皮膚にできることを考えれば、細菌は体表面から侵入したことが分かる。

皮膚にとりついた細菌は、結合組織のヒアルロン酸を分解して侵入口をつくる。この分解酵素と拮抗するのがビタミンCである。したがって、ビタミンCを十分に摂取していれば、おできはできにくい。糖尿病患者では、おできがよくできる。これは、体液が酸性化して、白血球の活動性を阻害するためではないだろうか。あるいは、高血糖がヒアルロン酸の合成を阻害するのであろうか。

いずれにしても、おできは夏に多い。大汗をかくと、酸性であるべき汗が中性になる。すると、酸性環境で抑制されていた化膿菌が増殖を開始する。一方、大量の汗は、皮膚の角質をふやけさせ、細菌に対する守りを弱体化させるのである。これが、汗の季節におできができやすいことの説明である。

細菌はほこりの仲間として空中に浮かんでいる。それが、中性の汗でふやけている皮膚にとりつき、ヒアルロン酸分解酵素を分泌して結合組織に侵入し、増殖する。これを白血球が攻撃し、細菌と討死したものが膿《のう》である。

高血圧の原因は何か

血圧に影響を及ぼす因子としては、血液の粘度、血液の循環量、血管壁の弾力、心臓の搏出量、小動脈の抵抗性などをあげることができる。したがって、高血圧の原因はいろいろある。いずれにしても、高血圧が長く続くと、脳、心臓、腎臓などに障害が起きる。

腎臓の機能障害から来るのが、「腎性高血圧症」である。これにも、腎臓に流れこむ血流の少ないもの、腎炎、糖尿病など、原因はいろいろある。「内分泌性高血圧症」は、アルドステロン、コルチゾン、甲状腺ホルモンなどの異常から来る。また、「心血管性高血圧症」は、動脈硬化、弁膜症などから来る。

血圧を上げる「昇圧物質」もいろいろ知られている。レニン、アンギオテンシン、ノルアドレナリンなどがそれであって、前二者は腎性高血圧症にかかわっている。

ラットの実験が行なわれたことがあるが、その結果によれば、日系人の高血圧は、食塩から来たのではなく、低タンパク食から来たことがわかった。本態性であっても高タンパク食への転換で血圧が正常化するケースは意外に思うほど多いものだ。

本態性高血圧（原因がはっきりしない高血圧）の病理を解明する実験がネズミについて行なわれたことがある。幼若ネズミを二群に分け、第一群には低タンパク食を与え、第二群には高タンパク食を与えた。第一群の半数は腎臓に出血を起こして死に、半数は生き残った。ところが、生存組の全部に高血圧が見られた。そこで本態性高血圧の原因が低タンパク食にあるという結論が出ている。本態性などという運命を思わせる言葉は不適当と分かった。

高血圧患者が第一に手を出すべきものは、降圧剤ではなく、高タンパク食である。

日射病はなぜ起きるか

日射病は、その名のごとくに日射によって起こる病気であるが、その本質は「脱水症」

である。

原因は体温調節がうまくいかず、体温が40度を超えることにある。日射病にかかると、頭が重く、あくびが出たり、めまいがして、ぐったりする。ほうっておけば、命が危ない。

日射病が起きるのは、むし暑い夏の日に、水を飲まずに直射日光にさらされる時である。日よけの帽子をかぶらない場合が、危険である。水を飲まずにいても汗が出ないことはないが、湿度が高いと、汗が蒸発せず、体温を逃がしてくれない。その結果、体温が異常に上昇するのである。

直射日光にさらされなくても、むし暑い日に水を飲まずにいれば、これと同じことが起きる。これを「熱射病」という。子どもがぐったりしたとき、水を飲ませればすぐ治るケースがあるが、これが熱射病である。むし暑い日に、子どもの喉が乾きすぎるのは危険である。重症脱水症では、けいれんが起きる。大量の水を与える時には、食塩を加えたほうがよい。

風邪をバカにするとどうなるか

慢性腎炎は、急性腎炎をこじらせた結果といってよい。一般に、慢性疾患は、急性疾患が定着した形である場合が多いのである。

急性腎炎を慢性腎炎に移行させないための必要条件は、炎症を起こしている腎臓の負担を軽くしてやることだ。これは、絶対安静と減塩食とである。これを、一カ月は続けなければならない。これを忠実に守れば、急性腎炎が治るから、慢性腎炎や腎不全の心配はなくなる。

このような目的のための最善の手段は、急性腎炎にかからないことだ。それは、風邪をバカにしないことである。特に注意するのは扁桃炎である。風邪をひいて喉が腫れ熱がでたら、早速減塩食に切りかえなければならない。こうすれば、腎臓の負担が軽くなり、腎炎は防がれる。

「風邪は万病のもと」という諺は、現代にも生きていてよい。

大腸憩室とは何か

老人の下痢には、大腸憩室によるものが少なくない。これは、大腸の壁が外に膨れたものである。大腸憩室を持つ人の数は、60歳を過ぎると、ほぼ10人に一人の割合であって、この割合は、加齢とともに上昇する。

大腸憩室があっても、無症状の人が30％ほどいる。症状としては、下痢が多いけれど、下痢と便秘とを反覆するタイプ、もっぱら便秘というタイプなどもある。このような便通異常がなくて、腹痛だけのものもあり、出血を伴うものもある。老人の便通異常や腹痛には、大腸憩室を疑ってみる必要がある。

大腸憩室は、炎症を起こすこともあり、孔があくこともありで、好ましくない代物だ。これの予防を心がけたいものである。

大腸憩室の予防にも、大腸憩室による症状の予防にも、食物繊維が有効とされている。これが腸内有用菌にとって栄養物質であることを考えると、憩室の成因の一つとして、細菌の不在を想定することができないか、と思う。

大腸憩室も、便通異常の程度の症状なら我慢できるが、ひどくなれば外科手術を受けなければならず、「人工肛門」になる場合もある。

リンパ球はなぜガン細胞の敵か

リンパ球は、ガン細胞を攻撃するところから、ガンとの関連において、特に興味をひくものとなっている。リンパ球には、大型の大リンパ球と、中型の中リンパ球と、小型の小リンパ球とがあるが、どれにもいろいろな形のものがある。いずれも、白血球の仲間である。そして、核を持ち、リゾゾームを持ち、ミトコンドリアを持っている。ミトコンドリアは、エネルギー発生装置である。小リンパ球には、抗体の前駆体である「ガンマグロブリン」をつくるものもある。

リンパ球は扁桃、脾臓、リンパ節でつくられ、血液中に放出される。リンパ球の持つリゾゾームの数は少ないが、抗原に出合って4日もすると、その数が多くなる。

ガン細胞があると、リンパ球はその中に侵入して、ぐるぐる動きまわる。ガン細胞は、空胞をつくってそれを取りかこんでしまう。リンパ球のリゾゾーム膜が破れ、その酵素が空胞の膜を溶かし、さらにガン細胞全体を溶かすことができれば、リンパ球の抗ガン作用の説明がつくだろう。ガン細胞はほかの細胞と違って内部環境が酸性であり、また、リゾゾーム酵素が酸性の状態でないと働かない性質であることは、この説明に有利ではないか。

抗生物質の働きは？

抗生物質といえば、近頃は、家畜の餌に混ぜるのが問題になったりして、人間様の病気と無縁のところまで潜入している。人類の平均寿命を20年延ばしたといわれる代物だけあって、その効能はあらたかなのだ。もともと抗生物質とは、カビなどの細菌でない微生物が、細菌を攻撃する武器として用意した化学物質である。抗生剤には、天然物から抽出したものもあり、合成品もある。

抗生物質第一号はペニシリンだが、これは細菌が自分の細胞壁をつくる作業を妨害する。おかげで、細胞分裂によって新生した細菌は、壁を持つことができず、水膨れとなってパンクする。これが、ペニシリンが細菌の増殖を許さないメカニズムなのだ。ストレプトマイシン、オーレオマイシン、アクロマイシン、テラマイシンの仲間は、細菌が酵素をつくる作業に介入して、間違い酵素をつくらせる。これでは代謝が狂うので、増殖が不可能になる。

クロロマイセチンは、細菌の酵素タンパク合成を中断してしまう。タンパク質といえばアミノ酸の長い鎖だが、これが尻切れになる。これでは一人前の酵素ができないので、細菌は代謝不能となり、増殖できない。

アスピリンはどんな時に使うか

何世紀か前のこと、イギリスの一司祭が、自分の教区の沼のほとりにリウマチ患者が多発することを気にしていた。そういうことであれば、神は、沼のほとりにリウマチを救う手段を与えているはず、というのが彼の考えであった。そこで彼の探究心は、ヤナギの木の皮を煎《せん》じて飲むと効果のあることを発見した。これが、鎮痛剤サリチル酸の発見である。「サリチル」はヤナギの意味である。

サリチル酸が胃に強く働きかけるところから、その作用の緩和のためにアセチルを結合した「アセチルサリチル酸」が合成され、これにアスピリンという名がついた。これには「ピリン」という接尾語があるけれど、アスピリンはいわゆる「ピリン系」ではない。痛み物質、かゆみ物質を総括して「キニン」というが、アスピリンはこれを不活化するので、鎮痛作用を表してくる。これの水溶液を塗るとかゆみが治まるが、これは私の着想である。アスピリンは解熱剤として知られているが、これは、体温中枢に働いて熱を出させるプロスタグランディンの発生を抑制する作用があることによる。

アスピリンには、消炎作用、乳ガンの骨転移予防、血栓の形成阻止、血糖値の下降、血中尿酸値の上昇、リゾゾーム膜保護などの作用がある。幼児、妊婦、老人には不適と説明書にある。が、私は自分でも使い、よその老人にも勧めている。

アスピリンは喘息患者には向かない。

III

身体の機能と健康

細胞膜の構造は?

細胞膜は大まかに見ればサンドイッチに似ている。それも、ハムのところは2枚重ねになっている。つまり、パンの層があって、ハムの層があって、またハムの層があって、その外側にパンの層がある、といった構造である。

詳しく見れば、パンはちぎれているので、ハムはいたるところで顔を出している。また、ハムが2枚とも破れて、表と裏のパンが繋がっているところもある。

パンはタンパク質、ハムはリポイド(類脂質)である。パンのタンパク質というのは、すべてが酵素と言ってよい。リポイドは、コレステロール、リン脂質、糖脂質の三者である。リン脂質、糖脂質はリノール酸などの不飽和脂肪酸を持っている。そこで、リノール酸を構造脂質と呼ぶのである。リン脂質のうち一番多いのはレシチンである。また、不飽和脂肪酸のうち一番多いのはリノール酸である。このような細胞膜を通して、いろいろな物質が出入りするが、それはすべて条件付きで選択性を持っている。この透過性を正常に保つことは、健康の第一条件である。

甲状腺刺激ホルモンの標的細胞は甲状腺の細胞であるが、その標的性は表面のタンパク質の特性から出てくる。リポイド層には、各種脂溶性ビタミンが溶けこんでいる。

ホルモンとは何か

ホルモンには、ステロイド、つまりコレステロールの仲間のものと、アミン型、つまりタンパク質の仲間のものと、二種類のものがある。副腎皮質ホルモンや性ホルモンはステロイドホルモンであり、インシュリンや甲状腺ホルモンはアミン型ホルモンである。どのホルモンも、しかるべき内分泌器官でつくられ、血液に流れこんで全身を巡っているうちに、目的の「標的器官」に辿《たど》りつく。

標的器官の細胞の膜には、そのホルモンと結合する「受容体」があって、結合が完了すると、それを合図に細胞内の特別な作業が始まる。例えば、脳下垂体から甲状腺刺激ホルモンが分泌されると、それはそれの標的器官である甲状腺に辿りつき、その細胞に作業開始の合図をする。そこで、甲状腺の細胞のあるものは「チロキシン」をつくり、あるものは「トリヨードチロニン」をつくる。この二つはともに甲状腺ホルモンである。

この例のように、ホルモンは一般に、生体の要求によって、必要な時、必要な量だけつくられる。ストレスがあれば、その強度に応じて、コルチゾン、コルチゾールなどの副腎皮質ホルモンの適量がつくられる。

ホメオスタシスとはどんなことか

我々は、自分の身体で、体温、血圧、血中塩分濃度などの多くの因子が、ほぼ一定の値に落ち着いていることを知っている。そこには、動的平衡があり、恒常性がある。ホメオスタシスの訳語としては、「恒常性」があてられている。

飛行機が水平飛行をする時、上げ舵と下げ舵とを働かせて、高度を調節するが、これに似た働きが生体にあって、ホメオスタシスを実現するのである。血糖値を例にとれば、糖質を摂ってもストレスがあっても上げ舵になる。上げ舵専門のグルカゴンというホルモンもある。そして、下げ舵はインシュリン一本しかない。そこで、血糖値のホメオスタシスが、容易でないのである。生体のホメオスタシスは、自律神経によって神経的に、内分泌器官によって化学物質的に制御されて実現する。血糖値の場合は後者にあたる。ホメオスタシスは自動制御によって実現されるのであるから、標準値を外れたことを認識する機構と、それに応答する機構とを必要とする。脳動脈の血圧は、「頸動脈洞」と呼ばれる血管の膨らみにある受容体によって認識され、ある幅の中におさめられる。

DNAとは何か

我々の細胞の中心には核がある。そして、核の中には核酸がある。その核酸の主要なものが「デオキシリボ核酸」すなわちDNAである。DNAは、核の外にもないことはなく、核を持たない細菌のような下等生物にもある。

DNAは縄梯子《なわばしご》のような形をした長い分子である。これを繋ぐと、人間の1個の細胞のものだけでも、180センチの長さになる。そして、縄梯子のステップの数は120億ある。

このステップは4種類あって、これらの組み合わせが暗号になっている。人間のDNAは120億文字の暗号文と言ってよい。暗号は3文字で一つのアミノ酸を表している。したがって、DNAはアミノ酸の順序の暗号文と言ってよい。アミノ酸の鎖はタンパク質である。したがって、DNAはタンパク質の構造を暗号文によって指令することになる。

このタンパク質は酵素である。我々が親から受け継いだものは、DNAであり、酵素の構造以外のものではないのである。

RNAとは何か

DNAには「酵素タンパク」のアミノ酸の順序が暗号化されている。この暗号によって実際にアミノ酸を繋がなければならないが、それにはまず、DNAの暗号のコピーを取る必要がある。そのコピーの名がRNAなのだ。RNAの本名は「リボ核酸」である。これもDNA同様、核酸の仲間なのである。

RNAは、DNAの暗号を写しとると、「リボゾーム」という名の「細胞内小器官」へゆく。このリボゾームで、ＲＮＡの持ってきた暗号が解読され、アミノ酸が次々に繋がれる。そして、それぞれに特定の酵素となるのである。むろんその酵素は、それぞれに特定の代謝を実現させることになる。

ＤＮＡは「遺伝情報」の担い手だから、半永久的な存在である。それでなかったら、親の教えは消えざるをえないではないか。

これに反して、ＲＮＡは単なるコピーであるから、その時の用事がすめば、邪魔になる。そこで、数分間の寿命が尽きれば、ばらばらに分解してしまう。

ウイルスの仲間には、ＲＮＡをタンパク質の服で包んだ形のものがある。ここではＲＮＡは、遺伝子の役目をつとめている。

酵素とは何か

角砂糖は、マッチの炎に触れても燃えださない。しかし、角砂糖にあらかじめタバコの灰を塗りつけておけば燃えだす。砂糖が燃えるのは、そこに入っている炭素原子が酸素原子と結合したためである。タバコの灰は、この結合を助けて、燃焼を実現したのだ。

このように、化学結合を助ける働きの物質を「触媒」という。

角砂糖を食べれば、それは燃えて熱になる、とよく言われる。ここでも、砂糖の炭素が酸素と結合したわけだ。しかもそれは、37度程度のごく低い温度でである。こんな低い温度で砂糖が燃えたのは、触媒のおかげである。その触媒は、タバコの灰ではなく、生体が自前でつくったものである。このような、生体のつくる触媒を「酵素」という。砂糖の燃焼ばかりでなく、体内のすべての化学反応すなわち「代謝」は、酵素の仲立ちによって行われる。

人間のもつ酵素の種類は恐らく300万ほどである。その酵素の構造、つまりアミノ酸の順序は、DNAのなかに暗号の形でおさめられている。すべての酵素は、必要に応じて、必要な量だけつくられるようになっている。

補酵素とは何か

酵素がなければ、生命の実体である代謝は行われない。酵素はタンパク質であり、その構造が遺伝情報としてＤＮＡに刻みこまれているとすれば、タンパク質の補給に不足がないかぎり、代謝はスムーズに実現することになるはずだろう。そうはいかない理由はこうだ。

酵素というものは、一般に主酵素と補酵素と二つの部分を持っている。前者はタンパク質であり、ＤＮＡが記憶しているのは、主酵素の構造のみである。したがって、補酵素の補給は別途に計画されなければならない。その補酵素の主要なものはビタミンでありミネラルである。それらは食品に仰がなければならないわけだ。そこで我々は、スムーズな代謝のために、タンパク質ばかりでなく、ビタミンやミネラルの摂取を考えなければならなくなる。

代謝の種類を３００万とすると、主酵素は３００万、補酵素は３００万以下と、大ざっぱに考えることができる。これを３００万台の車にたとえると、それがいつでも出動できるように整備することは、タンパク質のほかに、相当量のビタミン、ミネラルを用意することにあるわけだ。

体質とは何か

体質とは、身体の先天的な特性である。体質を、肥満型、細長型、闘士型としてみたり、粘液質、胆汁質としてみたりした人がいる。しかし分子生物学の時代ともなれば、こんなことではすまされない。体質は、DNAレベルで取り扱われるべきものである。体質として明らかな形でとらえられるものは、例えば「フェニルケトン尿症」のような「代謝異常」である。これはまさに、DNAの欠陥からだ。

このような明瞭な障害が表面に現れない場合でも、体質を考えるのが普通だろう。それにしてもなお、体質はDNAレベルの問題でありうるのである。

これは私の考えだが、体質とは、主酵素に対する補酵素の親和性にもとづく性質としたい。補酵素として注目されるものは、実際上は「ビタミン」だが、これの主酵素に対する親和性の低い人は、そのビタミンを大量に必要とする。そこで結局は、体質をビタミン必要量の個体差に結びつけることになる。

アメリカ人の場合、風邪をひかないために必要なビタミンCの1日摂取量は、250ミリないし10グラムであるという。このような個体差を、体質に結びつけたいのである。

リゾームとは何か

リゾームなどという日常語でない用語をかかげた理由は、ほかでもなく、それがこの本に出てくるからである。リゾームは、ライソゾームと言ったり、ライゾゾームと言ったり、読み方は決まっていない。「リゾ」とは溶かすことであり、「ゾーム」とは物のことである。細胞小器官には、ゾームと名づけられるものが多い。リゾームは、細胞小器官の一つであって、その発見はつい最近のことである。

リゾームを包む膜は特別に薄く、破れやすい。この中には少なくとも40種の分解酵素(消化酵素)があるので、膜が破れてこれが放出されると、細胞そのものが分解されて溶けてしまう。ただし、リゾゾーム酵素は「酸性分解酵素」であって、酸性の環境でないと働かない。細胞内部は原則としてアルカリ性だから、リゾゾーム酵素が出てきても、普通は無事である。体調が悪くて体液が酸性化しているときは危ない。ガン細胞は酸性だから、リゾゾーム酵素によって溶ける性質のものだ。

リゾゾームの本来の役目は、外から、糖、脂肪、タンパク質などいろいろな物をとりこみ、それを消化して外に戻すことにある。

コラーゲンとは何か

骨や皮を煮るとゼラチンが取れる。これは、我々人間についてもいえることだ。煮てゼラチンになる物質を「コラーゲン」という。日本語でいえば、これは「膠原《こうげん》」である。コラーゲンはタンパク質の一つである。

コラーゲンを組み立てるアミノ酸のうち、「プロリン」と「リジン」とには、水酸基の枝がついている。その枝を増やす代謝には、補酵素としてビタミンCが登場する。ビタミンCがなければ、まともなコラーゲン分子はできないということだ。

コラーゲンは繊維状タンパクである。その繊維が3本まとまって三つ編み状になっている。これを「コラーゲンヘリックス」という。ヘリックスとは螺旋《らせん》の意味だ。コラーゲンヘリックスは全体として螺旋型になっている。前述の水酸基の枝がないと、この構造にならないのである。三つ編みのヘリックスにならないコラーゲンはまともではなく、強度が不足する。

コラーゲンは、硬骨でも、軟骨でも、結合組織でも、主成分となっている。これがまともでないと、硬骨も、軟骨も、結合組織も弱い。ぎっくり腰も、脳出血も、原因は不完全なコラーゲンにある。

数年前、南方洋上で網にかかった動物が、ウバザメか恐竜か、と騒がれたことがある。その結着は、コラーゲンの分子構造がつけた。

結合組織とは何か

結合組織は、腱や靭帯を構成するばかりでなく、血管を支えたり、臓器の細胞と細胞とを結合したりで、全身に分布している。その骨格は不溶性タンパクといってよい。結合組織をつくる任務を負うのは、主として「繊維芽細胞」である。この細胞が繊維状タンパク質コラーゲンの生みの親となる。

コラーゲンは体重の6%を占めるほど量が多く、全タンパク質の3分の1にあたる。そしてまた、コラーゲンをつくるアミノ酸の3分の1はグリシンである。グリシンは人体の含まれるアミノ酸のうち最も多いものである。ビタミンCがないと、正常なコラーゲンができないという事実は、栄養上重大である。

結合組織には「エラスチン」という球状タンパクも存在する。これは太い血管の壁のような、弾力に富む部位に多い。

また、結合組織には、ヒアルロン酸、コンドロイチン硫酸などの「粘質多糖体」が含まれている。前者を分解から守るためにはビタミンCがいり、後者の合成のためには、含硫アミノ酸やビタミンAがいる。正常な結合組織は、皮膚から骨までを丈夫にする。しかもなお、ガンの結合組織への浸潤を抑制するのである。

自律神経とはどういうものか

自律神経は、「交感神経」と「副交感神経」と、二つの相反する働きを持つ神経とで構成されている。自律神経は自動制御神経という呼び名がふさわしい、と私は思っている。交感神経も副交感神経も、「延髄」から出発し、脊髄をとおって「仙髄」までおりている。交感神経は、脊髄と仙髄から体表にまで伸びている。副交感神経は、延髄と仙髄から各臓器に伸びている。

自律神経の走路は解剖的にとらえにくく、どこにあるのか分からない。針、灸のツボは、自律神経の走路上にあると想像されている。

交感神経が働くと、血液は脳、心臓、骨格筋に集中し、気管支は拡張し、戦闘態勢をとる。この時、消化器官は活動を停止する。副交感神経が働くと心臓の活動は抑制され、消化器官はよく活動する。交感神経と副交感神経との働きはバランスが必要である。このバランスが崩れれば「自律神経失調」である。副交感神経機能が亢進すると消化器潰瘍となる。交感神経機能が亢進すると、高血圧、動脈硬化、心不全、腎不全となる。この時、交感神経遮断剤が降圧剤になる。

炎症とはどういうことか

炎症が、何らかの破壊活動によって起こる性質のものであることは、常識で分かる。この破壊活動は、生体の細胞組織に対して加えられたものであって、「侵襲」と呼ばれる。生体は、侵襲に対して、修復や再生をもってこたえなければ生命が危うくなる。この対応が「炎症」である。

この侵襲に対応する器官は副腎皮質であって、炎症が起きると、副腎皮質は、今度は「消炎ホルモン」をつくって抑制を図る。これはコルチゾンに代表されるステロイドホルモンだが、この量は不足がちである。そこで、ステロイドホルモン剤の投与となる。非ステロイド系消炎剤としては、アスピリン、タンパク分解酵素リゾチームなどいろいろなものがある。炎症の本質は生体防衛機構の一つなのだが、とかく行きすぎの過剰防衛になる。それは炎症部位に集中する白血球が、「活性酸素」という名の毒物をつくるためである。それは組織を破壊するだけの力を持っている。

なお、活性酸素とは、文字通り活性化した酸素であって、普通の酸素分子の持つ電子軌道上の電子が数を変えたり位置を変えたりしたものである。活性酸素は除去しないと被害が広がる。活性酸素除去物質はいわゆる抗酸化物質に属する。火傷にビタミンEを塗布するのは、それの活性酸素除去作用によるのであろう。

ストレスとは何か

ストレスとは、元来は物理学用語であって、外力によって変形した弾性体の内部に起きた力を指す言葉である。生体の場合、この外力に相当するものを「ストレッサー」という。ストレッサーを列挙すると、心痛、苦痛、疼痛、過労、酷暑、酷寒、不快指数高値、餓え、渇きなどとなる。腹が減っても、脚が痛くても、喉が乾いても、ストレスが起こる。ストレスという名の生体の反応は、二段階に分けられる。

ストレスの第一段階は「警告期」である。この時、体温低下、白血球減少、血液濃縮、体液酸性化が起こる。悪くすればこれが命とりになるが、順調な時、副腎皮質がコーチゾンに代表されるホルモンを分泌し、血圧、体温、血糖値などを高めて、警告期に現れた異常を回復する。この第二段階を「抵抗期」という。

ストレッサーが攻撃の手をゆるめないと、副腎皮質はバテる。このとき、副腎の肥大、リンパ系器官の萎縮、消化器の潰瘍、血液諸因子の異常などが起こる。この第三段階を「消耗期」という。これを回復するためには、タンパク質、ビタミンEとCなど、副腎皮質の要求するものを摂取することだ。

最上の方法は、平常からそれらの栄養物質を十分に摂って、ストレッサーに対抗できる条件を整えておくことである。

ストレスにどんな不利があるか

過労のあとで病気になるケースは、けっして少なくない。引越しのあとで寝込んだ、旅行で風邪をひいた、重病人の看護のあとでガンになった、というような話は、よく耳にするところである。その時我々は、無理もない、とその病気を納得する。ここにあげた例は、過労というストレッサーによるものである。ストレッサーは、過労ばかりではない。手術、火傷、骨折などの場合は、疼痛がストレッサーになる。心配性の人が痩せているのも、心労というストレッサーが原因ということもある。

ストレスの抵抗期には、副腎皮質がフル操業を強《し》いられる。ところが、副腎皮質ホルモンの製造には、タンパク質、ビタミンC、ビタミンEが必要になる。そこで、ストレスがあると、これら三者の大量消費が起こる。しかもなお、副腎皮質ホルモンには、体タンパクを分解してブドウ糖に変える作用がある。ストレスは、これら三者の不足を土台とする病気を招きよせるのであり、タンパク質の不足は、貧血、胃下垂、感染症、関節痛などを、ビタミンCの不足は、ぎっくり腰、風邪などを、ビタミンEの不足は、消化器潰瘍や動脈硬化などを招きよせるだろう。

免疫監視機構とは何か

我々の身体は、自己防衛のために、非自己、すなわち外来の異物、あるいは自己から突然変異によって生じた異物を排除しなければならない。この作業のシステムが「免疫監視機構」である。

非自己すなわち「抗原」が体内に見つかると、マクロファージ（大食細胞）がこれを食ってしまう。マクロファージは白血球の一種であって、これのリゾゾームが非自己を分解し、それを非自己として識別する。

この免疫担当細胞には、T細胞（胸腺由来細胞）と、B細胞（骨髄由来細胞）とがある。また、抗体には細胞性、体液性の二種類があり、前者はT細胞によって、後者はB細胞によってつくられる。しかもT細胞は、B細胞の抗体産生を調節する。この調節は、T細胞の分泌物によって行われる。

Ｔ細胞はマクロファージの情報を受け、たぶんＤＮＡを延長する。これを「感作《かんさ》」という。Ｂ細胞は分化して、抗体をつくる細胞となる。Ｔ細胞とＢ細胞とは協同して抗原を攻撃する。これに失敗すれば非自己に負ける。自己を非自己と間違えれば、免疫監視機構は自己を滅ぼすだろう。これが「自己免疫病」である。

睡眠にはどんな意味があるか

「寝る子は育つ」という諺がある。子どもに限らず、大人も寝ることでメリットを得ている。そのメリットは、自然睡眠の方が、催眠薬による強制睡眠より大きいのである。

正常な眠りは、５段階の経過を１セットとし、それを一晩に４回ないし６回くり返す。１セットは約90分であるから、６時間の眠りではそれが４セット、８時間の眠りでは、それが５～６セットとみてよいだろう。

各セットの第３、第４段階は、脳波の波長が長く「ノンレム睡眠」と呼ばれ、最も深い眠りである。第１セットのノンレム睡眠の時期には、成長ホルモンの大量分泌がある。何回も眠りなおせば、それだけ大量の成長ホルモンが分泌され、寝る子は育つのである。成人の場合、成長ホルモンの役割は、損傷の修復や同化の促進にあるので、すべての障害や疲労の回復に役立つと考えられている。

コルチゾンに代表される副腎皮質ホルモンは、自然に目の覚める最後のセットの終点で、分泌のピークに達する。これは日中のストレスに対する準備と考えられる。強制睡眠では、以上のすべてがスムーズにゆかない。

夢はどんな時に見るものか

夢には「夢想型の夢」と「思考型の夢」との2種がある。前者は「レム睡眠」時に、後者は「ノンレム睡眠」時に見る夢だ。

レムはREM（ラピッド・アイ・ムーブメント）、すなわち急速眼球運動の略語である。レム睡眠の特徴は、目玉が左右にせわしなく動く点にある。レム睡眠のとき、夢を見る確率は90％ほどだという。一夜の睡眠を4〜6セットとすれば、我々は、4〜6回も夢を見ているわけだが、10分もたてば、それを忘れてしまう。したがって我々は、この夢をすっかり忘れて、昨夜は夢を見なかった、などとすましこんでいる。目玉の動きを見た時すぐにたたき起こせば、その夢想的な内容を語ることができる。

思考型の夢とは、何かを考える夢で、寝入りばなのノンレム睡眠の時に見る。ただしこの夢は、めったに見るものではない。思考型の夢は、夢想型の夢のように安売りはしないということだ。この型の夢の存在を否定する学者もいる。

レム睡眠の時、顔に水をたらすと、水が何かの形で、夢の構成要素にとりいれられる傾向がある。刺激が夢の内容にかかわってくるのである。

夜型人間は実在するか

夜にならないと調子が出ない、という人は珍しくない。あたりが騒ぞうしくて、普通の生活の人が寝しずまったあとでないと、落ち着かないという解釈ができるという意味なら、筋は通るだろう。しかし、静かな環境にいる人が、こんなことを言いだしたら、本当はおかしいのである。

ところで、人間の生理現象の一つに、「生体潮汐《ちょうせき》現象」と言われるものがある。これは、1954年に、労働科学研究所の斉藤一氏らが発見した現象だ。これによれば、人間の活動最適時間は、午前8時から午後6時ごろまでであって、遅いほうにずれこんでも、せいぜい午後10時が限度だという。夜型人間などは、どこにもいないことになった。もしあれば、それは錯覚の産物なのだ。

生体潮汐現象という言葉は、血液量の一日中の変化から名づけられたものである。日中は、血中の栄養物質が細胞に送りこまれるために、血液の量が減っている。これは、心臓の負担を軽くし、細胞の活動レベルを高める結果になる。夜になると、血液は量を増やし、栄養物質や成長ホルモンを補給して損傷を修理し、細胞から不要物質を集める。この現象は、人間がネコのような夜行性動物でないことから来ている。

甲状腺ホルモンの作用は？

甲状腺ホルモンには、「チロキシン」と「トリヨードチロニン」との2種がある。チロキシンの1分子はヨード4原子をふくみ、トリヨードチロニンの1分子はヨード3原子をふくんでいる。その作用は全く同じだが、後者の効果は前者の4倍である。甲状腺はヨードを原料にして、これらタンパクホルモンを合成しているわけだ。したがって、甲状腺ホルモンのためにはヨードの摂取が不可欠だが、ヨードが多すぎると、ホルモンの合成がかえって困難になる。

甲状腺の作用は全細胞に及び、成長・発育の促進、基礎代謝の亢進、タンパク質・糖質・脂質・水の代謝の調節などを司る。したがって、甲状腺ホルモンの血中濃度が正常に保たれることは、健康のための重要な条件の一つである。

甲状腺の活動は脳下垂体によって支配されている。また、甲状腺ホルモンの血中濃度は間脳によって監視されている。この血中濃度が低下すると、そのことの情報が間脳へいって、そこから「甲状腺刺激ホルモン放出ホルモン」が放出される。それがさらに脳下垂体に伝達される。すると下垂体から「甲状腺刺激ホルモン」が分泌され、それが血液に運ばれて甲状腺にたどりつく。すると、甲状腺ホルモンを合成し、血中濃度を正常値まで上げるのである。甲状腺刺激ホルモン放出ホルモンは「ヤル気のもと」とされている。

性ホルモンはどうやってつくられるか

性ホルモンは、6種の男性ホルモンと10種の女性ホルモンの総称である。これをつくる器官は、副腎皮質、精巣、卵巣の三者である。原料はすべてコレステロールだ。

大まかな製造過程を見ると、コレステロールはまずプログネノロンになる。これは女性ホルモンへのコースと、黄体ホルモンを経て、催炎ホルモン、消炎ホルモン、男性ホルモンなどへのコースと、二手に分かれる。この男性ホルモンの一部は、女性ホルモンに変化する。催炎ホルモンとは炎症を起こすホルモンであって、代表はアルドステロンである。消炎ホルモンは炎症を抑えるホルモンであって、代表はコルチゾンである。炎症にかかわるホルモンは、もっぱら副腎皮質でつくられる。これらのステロイドホルモンの合成代謝は、複雑に入り組んでいる。

ところで、プログネノロンから黄体ホルモンへの経路には、補酵素としてビタミンEが登場する。また、黄体ホルモンから消炎ホルモンへの経路には、補酵素としてビタミンCが登場する。黄体ホルモンが両性ホルモンの前駆物質であることを考えれば、ビタミンEが性ホルモンの合成の鍵だということが理解されるだろう。

副腎皮質ホルモンの作用は?

副腎皮質からは性ホルモンをはじめとする多くのステロイドホルモンが分泌されるが、普通に副腎皮質ホルモンと呼ばれるものは、コルチゾン、コルチゾールなどの、「消炎ホルモン」で、薬剤の形になったものは、単に「ステロイド」と呼ばれるのが普通だ。コルチゾン、コルチゾールの作用は多彩であって、いろいろな難病に投与される。コルチゾン、コルチゾールの作用をあげよう。

体タンパクを糖に変え、血糖値を上げる。タンパク生合成や水の排出を促進する。上半身に脂肪を蓄積させる。骨のカルシウムを尿中に排出させる。胃酸やペプシンの生合成を促進する。

ステロイドの投与では、これらの作用が強すぎて、次のような副作用を起こす。

血糖値が上がる。手足が痩せて顔が丸くなるクッシング症候群（副腎皮質機能亢進症）。筋肉が萎縮して脱力感を現す。リンパ球が少なくなる。皮膚が薄くなって紫色の縞ができる。脊椎骨の変形、肋骨骨折などが起きる。動脈硬化が促進される。血圧が高くなる。胃潰瘍を起こす。自律神経障害を起こす。抗体ができにくく感染しやすくなる。女性は毛深くなり声が太く、ニキビがでやすい。

コレステロールは悪玉か

血液検査が発達したせいもあって、血中コレステロール値が必要以上に問題にされる傾向がある。そして、卵はコレステロールが多いから食ってはいけない、などという話がはびこっている。

コレステロールは、細胞膜の材料でもあり、副腎皮質ホルモン、性ホルモンなどの、いわゆるステロイドホルモンやビタミンDの原料でもあって、生体に不可欠な物質である。普通の食事から摂取されるコレステロールの量は、必要量の5分の1ないし3分の1程度とされる。だから、コレステロールをふくむ食品を摂ることは、肝臓の負担を軽くする結果になる。正常な状態だと、コレステロールは血管壁をスムーズに抜け、胆嚢《たんのう》から十二指腸にスムーズに捨てられる。

コレステロールの血中濃度は、主としてホルモンに左右される。チロキシン（甲状腺ホルモン）、コルチゾン（副腎皮質ホルモン）、女性ホルモンなどは、コレステロールの肝臓での生合成を促進し、また十二指腸への排出を促進する。一方、コルチゾンは腸管からの吸収を促進する。ビタミンCのコレステロール分解作用も無視できない。

ガンはなぜこわいか

ガンがこわいのは、とかく命とりになるからである。原発ガン一つが命とりになることもあるが、転移でいくつかの臓器が侵されて命とりになることもある。転移ガンがあっても、なお生命の灯をともしている人も、むろん少なくはない。

ガン患者を死に追いこむ原因は、腫瘍によって、生命の維持に必要な臓器が、破壊されたり圧迫されたりすること、腫瘍が宿主の栄養物質を横取りすること、代謝を阻害する物質が腫瘍から出てきて血液を悪液質化することなどである。

腫瘍の重量が体重の10％以下にとどまる時期では、腫瘍が要求するタンパク質は食事で間にあうので、栄養上の問題は大きいとはいえない。

腫瘍の重量が体重の10％を超すと、腫瘍は体タンパクを血清タンパクに変えることを要求するので、肝臓はこの過重な負担のために肥大する。この時、貧血、血清鉄欠乏、免疫能低下が現れる。

最後には、全身のタンパク質が動員されるので、肝臓も小さくなる。脂質はエネルギー源として消費され、悪液質のために代謝が全面的に阻害される。体重の減少や顔色の悪さなどはここから来る。

インターフェロンとは？

インターフェロンという言葉は、1977年末あたりから、にわかにクローズアップされるようになった。ガンに対する「夢の新薬」という触れこみによる。話の筋は、インターフェロンの大量生産の方法が発見されたから、ガン患者にとっては一大福音が訪ずれた、ということだ。

インターフェロンをガン患者に投与した例は少なくない。白血病、骨肉腫、ホジキン病などで、大なり小なり効果をあげた例も報告されている。

ところで、一つのウイルスに感染した時、別のウイルスに感染させると、両者が互いに干渉しあって、どちらの病気も抑えこまれるという現象がある。インターフェロンとは、この「干渉」（インターフェアレンス）をもじった言葉で、「干渉因子」と邦訳される。インターフェロンがあれば、ウイルス感染は防げる、ということだ。

インターフェロンは、外でつくったものを注射することもできるが、体内で合成することもできる。それにはタンパク質とビタミンCとの大量投与が必要である。風邪やB型肝炎は、これによって予防もでき、治療もできる、と考えてよいだろう。

酸性の血液はなぜこまるか

酸性、アルカリ性の区別や度合を数字的に表すのが「ペーハー値」である。ペーハー値が7ならば中性、7以下ならば酸性、7以上ならばアルカリ性ということになる。体液、つまり血液やリンパのペーハー値は、健常人では7・40前後である。したがってこれは、微アルカリ性といってよい。

体液のペーハー値が7・30まで下がれば、もう危篤《きとく》である。だが、これでも7より大きいから、体液はりっぱにアルカリ性である。こういう時、体液が酸性になった、という表現をする。

ペーハー値が低くなると、疲労感が出てくるのは、酵素活性の低下による。ペーハー値が低いと、酵素タンパクの分子が、活性を表すのに必要な立体型を取ることができないのだ。酵素活性が失われれば、その酵素の媒介する代謝がストップせざるをえない。それが、疲労感や体調の低下の形で表れるのである。

体液のペーハー値が下がると、顔色が冴《さ》えない。病人や老人の顔がそれである。ガンや糖尿病の患者の顔色もそれである。多くの人では夕方になると、体液のペーハー値が下がる。生理期間中の女性も、ストレスを起こした人もペーハー値が低い。

酒に強いとは?

酒に弱いといって肩身の狭い思いをする人がいる。だが、心配することはない。たいていの場合、酒に強くなることなど容易である。酒に強いとは、アルコールを解毒する機能の高いことである。

体内に入ったアルコールは、アセトアルデヒド↓アセチルと姿を変え、最後には二酸化炭素になる。薬物代謝と呼ばれるこの作業は、ご存じ肝臓で行われる。酒が常習になると、アセチルにいたるまでの代謝の時間が短縮する。酔いの主犯はアセトアルデヒドだから、これがさっさとアセチルに変われば、酔うことはない。これがすなわち、酒に強い人の場合である。

アルコールはアセチルになる時、ニコチン酸とビタミンB_2とを強要する。両者は引っぱりだこの物質だが、酒飲みの肝臓では、これが優先的にアルコールの薬物代謝に使われる。ニコチン酸やビタミンB_2を要求するもろもろの代謝を犠牲にした時、酒に強い人間ができあがる。

酒に強くなるころ、皮下脂肪は肝臓に移行して、脂肪肝をつくりはじめる。脂肪肝は肝硬変に発展するから、酒に強いことの自慢はできない。

アセトアルデヒド分解酵素には、強いのと弱いのと二種が用意されている。日本人は強い方の酵素の持ちあわせが少ないために、他の国の人と比べて酒に弱いのである。

記憶のメカニズムはどうなっているのか？

電話番号を調べ、電話をかけたらそれを忘れることがある。記憶には、この場合のような一過性のものと、半永久的なものとがある。後者を「記銘」というが、これは録音テープに録音するようなもので、情報の固定と言って良いだろう。

記憶の内容となる情報は、雑多であり莫大な量である。これを固定するとなると、テープを思わせるような長大な分子がいる。安定性を考えると、この資格を持つのはＤＮＡであろう。情報を固定する時には、ＤＮＡ分子が伸びる、と考えたらどうだろうか。

固定した情報は必要に応じて発信されなければならない。これはテープがヘッドのところを走るようなことだろう。この時使うテープは、ＤＮＡのコピーで良い。情報を固定した脳細胞は、常にコピーを用意して待機している。動物実験では、記憶量の多いものほど大量のＲＮＡを持っていることが分かった。

ある情報を使わずにいると、ＲＮＡが分解してしまう。ＤＮＡがあればコピーを取れば良いが、それには時間がかかる。つまり、「度忘れ」が起きる。

以上は私の仮説である。

頭の良し悪しの実体は？

マージャンを一度もやったことのない人が、一応の説明を受けて、ゲームに参加したとしよう。相手がベテランとしてのことだ。

このゲームの結果は見えすいている。この新人は、役についての作戦どころか、パイの切り方も見当違いだから、余程のまぐれでない限り、大敗を喫するに決まっている。要するに、場数を踏んだ相手にはかなわないのである。マージャンに関する限り、この人の頭は悪いと言わざるをえない。

学校の教科についても同じことだ。勉強をしていない人は、勉強をした人にはかなわないのだ。そして、頭が悪い、と言われることになる。英語は得意だが数学はダメ、という人がある。英語に関して頭が良く、数学に関しては頭が悪いのだ。一般に、頭の良し悪しは、分野ごとに違うと考えてよい。数学が得意になる方法は、マージャンが得意になる方法と同じである。場数を踏むことだ。いろいろな問題を解くことだ。

勉強とは、その分野の情報を脳に詰めこむことである。その過程で情報間の関係づけが必然的に起こる。すると、その分野の頭が良くなる。

知能指数を上げる方法があるか

人間にとって何にもまして重要な働きは、「創造」だと言われる。ところが、この創造力をテストする方法は確立されていない。そして、知能指数が創造力と何の関係もないことは分かっている。だから、知能指数が高いとか低いとかの問題は、人間の一生から見れば、取るに足りないことなのだ。

ところで、知能指数の定義はこうである。

6歳の頭の基準が定められている。もし、5歳の子の頭がその基準に達していたなら、6を5で割ってそれに100を掛けると、120という数字が出る。これが、その子の知能指数である。知能指数は、いわば「ませ指数」の性格を持っている。そこで、ませた頭を持つことが、その人間にとっていかなる意味を持つかが問われなければならない。ませた頭が確実に有利なのは、学校教育の場である。1年生のくせに2年生の頭をもっていれば、成績がいいに決まっているからだ。

知能指数を上げる方法としては、ビタミンCの投与が知られている。物事の判断には、大脳の両半球の間の交信が必要だが、ビタミンCには、その交信をスピードアップする働きがあるとして、この現象を説明する人がいる。

脳の発達のメカニズムは？

どんな秀才の脳も、誕生した時には白紙である。そこに刻まれているものは、胎内で聞いた母親の声ぐらいのものだろう。ここで白紙とは、録音テープにたとえられる脳細胞が未使用、というほどの意味である。いよいよ誕生となれば、そこには、母親の顔、乳房の感触、乳の味などをはじめとして、外界の音、家族の顔など、雑多な情報が、未使用の「録音テープ」に刻みこまれる。

その子はやがて、言葉を覚え、字を学び、未使用の「録音テープ」を次第に埋めてゆく。同時に、いくつかの録音テープの内容を関係づける。母親の声と顔とを関係づけるのは、その例である。このプロセスは「考える」ことに相当する。多くの情報を脳細胞に刻みこんで、それらを総合するように連絡をつけることが、「脳の発達」の実態である。すべての人は１４０億の脳細胞を持って生まれてくるが、使うのはその10分の1ないし3分の1程度であるという。

ところで、脳の録音テープの記録は暗号の形をとる。暗号というものは、最初のうちは簡単だが、あとのものほど長くなる。そこで、あとになるほど新しい情報を固定するのに骨が折れるようになる。

日本人の脳は外国人の脳と同じか

我々日本人は、鳥のさえずりに春の喜びを感じたり、虫の声にもののあわれを感じたりする傾向が強い。これは詩歌を見ても明らかである。ところが、他の国の人ではその傾向が弱い。これが脳の機能の特殊性に結びついているとの説がある。日本人とミクロネシア人とが、地球上の他の地域の人たちと違うことが分かったのである。大脳は、右半球と左半球とに分かれている。言葉についていえば、文字の形は右半球に、文字の音は左半球におさまっているのだ。論理的思考や計算は、文字や数字の形を使ってではなく、その読みを使って行われるから、左半球の作業である。

ところで、鳥や虫の声は、日本人の脳では左半球に、他の国の人々の脳では右半球におさまっている。そこで我々の場合、鳥や虫の声に意味をつけたくなる。日本人やミクロネシア人以外の人たちにとって、鳥や虫の声は、機械の音のような雑音にしか聞こえないのだそうだ。ついでの話になるが、右半球と左半球とは「脳梁」と呼ばれる部分で繫がっている。本を読む時、右半球で文字の形を見て、その情報を左半球に伝え、その音を探すことになる。

恍惚《こうこつ》の人の頭はどうなっているか

恍惚の人は、食事がすんだにもかかわらず、それを忘れて、嫁は何も食わせない、などと文句を言う。これはつまり、新しい情報をうけいれる態勢が、脳細胞に存在しない、ということである。

そういう人でも、昔のことは覚えている。脳細胞に情報を刻みこむことを「記銘」と言うが、記銘とはもともと、録音テープに録音するようなことだ。だから、録音したテープがあれば、再生されて良いわけである。

ところが、録音してないテープがあっても、録音できないことがある。恍惚の人の場合がそれだ。録音テープが、リポフスチンという名の砂粒に埋《うず》もれている場合がそうである。埋もれたどころか、脳細胞のあったところにリポフスチンのかたまりが居坐って、ご本尊が姿を消していることがある。これは、月のかさのような形になっていて、「老人斑」とよばれる。認知症の人の脳を見ると、老人斑がいっぱいである。新しい情報を受けつけない頭では、いつも古いテープが使われる。何かの問題に対して、解答は定型的である。流動的ではない。頑固という言葉があてはまる。年を取ると次第に頑固になり、ついに恍惚の人となる。

恍惚の人の血液を調べてみると、ビタミンB_{12}の濃度低下がみられる。

徹夜はなぜ悪いか

人間が夜行性動物の仲間でないとすれば、徹夜は不自然に決まっている。徹夜をくり返す生活をしていて、健康を害さないと思っている人はいないだろう。生体潮汐現象ひとつをとっても、徹夜が自然に反することは明らかである。

小柳達男氏は、岩手大学の寄宿生4人を対象に、徹夜マージャンが身体に与える影響を調査したことがある。

まず、学生たちの尿にふくまれるビタミンB_1の量を検査した。これを二日間にわたって調べたのち、学生たちに朝からマージャンをさせた。少しも休まずに、翌朝までゲームをさせた後に尿を検査してみたところ、排出されるビタミンB_1の量が、いつもの2倍程度に増えていることが発見された。これは、徹夜によって、ビタミンB_1が尿中に捨てられたということである。

第2日目は休養日とした。すると、翌朝の尿中ビタミン値は正常に戻った。その日、徹夜マージャンをすると、この値がまた増えたのである。ビタミンB_1に限らず、ビタミンの貯蔵能力は健康の条件の一つであろう。ここに見られた現象は、氷山の一角に過ぎまい。

腸内細菌は有益か有害か

メチニコフの、有害な腸内細菌を老化の原因とする説が信じられたのは19世紀の末であって、かなり古いことだ。彼は、有害な細菌は乳酸菌によって追いだされるとし、ヨーグルトを不老長寿の決め手と考えた。

その後、ヨーグルト菌、ブルガリア菌など、ヨーグルトをつくる乳酸菌が、人間の腸内の乳酸菌とは違ったものであって、我々の口から入っても死ぬ運命にあることが知られ、彼の仮説は破れ去った。

しかし、腸内細菌に対する関心が喚起されたことは事実であって、今では、それが100種に及び、一人の人間の腸にすみつく細菌の数が100兆程度であることが分かっている。大便の3分の1ないし4分の1が細菌であることも知られた。

腸内の有用菌の代表はビフィズス菌、有害菌の代表はウェルシュ菌、また、利害両面持つものが大腸菌である。これら100種の細菌は棲みわけている。食事内容、ストレス、冷えなどで環境が変化すると棲みわけが乱れ、下痢や便秘などの異常が起こる。幼児期から壮年期にかけてはビフィズス菌が最も優勢であるが、加齢とともに、大腸菌やウェルシュ菌などが増えてくる。

腸内細菌叢は腸管の機能に重大な関係を持っている。腸内細菌叢は著しく個性的なものであって、人によって大きく違うが、それは3歳までに決定すると言われる。幼時期の食生活が、一生の健康にかかわると言ってよい。

腸内細菌叢は抗生物質の内服や下痢などで乱れることがあっても、やがては元に戻る性質を持っている。

おならはなぜ出るか

おならは、腸内で発生したガスであるかにみえよう。しかしそこには、口から送りこまれた空気が混じっている。例えば、おならには窒素ガスが含まれているが、これの大部分は空気から来たものだ。液体を飲み、食物を食道に送りこむ時、空気がいっしょに入ることは避けられないところである。

腸内でなぜガスが発生するかといえば、それは腸内に細菌がいるからである。腸内細菌も、それぞれに生活している。その生活廃棄物の中に、いろいろなガスがある。その一部は腸壁から吸収されて血中に入るが、一部はおならとして肛門から放出される。その量は、0・4〜2リットルにのぼる。

おならの組成は一定しないが、主な成分は、窒素、酸素、メタン、二酸化炭素、水素、アンモニア、硫化水素、インドール、スカトール、アミンなどである。アンモニア以下は悪臭を持つが、臭いガスは全体の1％にも足りない。

おならにメタンを含む人の割合は3分の2で、3分の1はメタンをほとんど含まない。そのことは、血液に吸収されたメタンが呼気に出てくるのを調べれば分かる。メタン産生菌を持つ人と持たない人とがいるのだ。

なぜ肥満になるか

肥満とは、脂肪組織が正常の人より多い状態といえる。この状態が、脂肪組織の代謝異常から来た場合は、病的肥満ということになるが、ある人の肥満が病的であるかないかは分かりにくい。ただ、食事を減らせば痩せるような場合は病的肥満でないといえる。病的肥満の場合は、絶食してもほとんど体重が減らず、食べすぎなくても体重が増える。

20時間以上絶食すると、血中遊離脂肪酸が急上昇するのが普通だが、病的肥満ではあまり上昇しない。

肥満症患者では、脂肪をエネルギー源として利用する割合が、普通の人よりも大きい。肥満症患者では、摂取した糖質はエネルギー源として利用されにくく、脂質の形で蓄積されやすい。

食べすぎると、血中中性脂肪値が上昇するのが普通だが、病的肥満の場合は上昇しない。太った人は、食事の量を減らしてみて、それが病的な肥満であるかどうかをつきとめておくがよい。

身長の縮むことがあるか

ソ連の宇宙飛行士たちの身長が、何十日かの宇宙生活で10センチも伸びたという話がある。その伸びた分は、地上に帰着したら、間もなく元に戻ってしまった。身長は重力に支配されるものである。

それはともかくとして、身長は、ある段階まで伸び、約10年間はそのまま、そして、それから後はだんだん縮む、というのが原則である。

身長の伸びは、足の長骨の伸びに関係する。長骨の端の「骨端線」が閉じた時点から、骨の伸びは止まり、身長の伸びも止まる。骨端線が開いている間、「成長ホルモン」は骨を伸ばしてゆく。

伸びの止まった骨は、カルシウムが抜ければ縮む。日本人のカルシウム摂取量から決まる数字なのだろうが、30歳を過ぎた段階から、毎年0・6ミリずつ縮むのが標準とされている。この収縮量は、カルシウムの摂取が少なく、ビタミンKの摂取が多い場合に著しい。東北地方の老人の身長が低いのは、このことから説明される。ビタミンKの給源は大根葉である。身長が縮むのがいやだと言って、大根葉を敬遠する人があるとすれば、それは感心したことではない。

三石流目のごみの取り方とは

風の中にいると、吹きあげられたほこりが目に入って、痛くて困ることがある。この時、たいていの人は、手でこすったり、つばをつけたハンカチでこすったりする。そんなことで、目のごみが取れるのはむしろ偶然である。いよいよどうにもならなくなって、他の人の手を借りることになる。

ここに登場する素人眼科医は、瞼を裏返して、ぬれたハンカチでそっとこする。こうすれば、普通のごみは取れる。ガラスや金属の鋭利なものが刺さっているときには、ピンセットで抜く必要がある。ところで、目のごみは、必ず上瞼の裏についている。これはハンカチでなくても、まつ毛でこすれば取れる。そのつもりで、上瞼を操作すれば良い。具体的には次のようにする。

まず、上瞼を指でつまんで、強く下に引く。これで、下のまつ毛は、上瞼の裏の上部にあたるはずである。このとき、患者は瞼の力を抜く必要がある。それでないと、上瞼が必要なだけ下がらない。

次には、下のまつ毛でこするつもりで、上瞼を目玉に押しつけながら、上に上げてゆく。これを2、3回繰り返す。

老化すると何が起きるか

10歳にもならないうちから顔にしわができ、20歳にもならないうちに老衰で死ぬ病気がある。これは早老症またはプロゲリア症といい、リポフスチノージスともいう。これは例のリポフスチンと結びついた名称である。

リポフスチノージス患者の細胞を調べてみると、心筋や脳の細胞に、リポフスチンがいっぱいである。こうなっては、心臓も頭も人なみの働きができない。

人の一生を見ると、リポフスチンは次第に増えてゆく。心筋細胞のリポフスチンは、学齢期の幼児にさえ発見される。正常人ではこれがゆるやかに増加し、リポフスチノージス患者では、これがすみやかに増加する。リポフスチンは、老化の指標みたいである。

加齢によって減少するものもある。それは細胞数である。若いときに60兆あった細胞は、80歳になれば40兆といわれる。これにつれて、すべての臓器は小さくなる。体重が軽くなってもおかしくない。ただし、細胞間物質が増えれば、体重は減らなくてすむわけだ。眼球の水晶体は加齢とともに大きくなるが、これは例外と言ってよい。

寿命は運命づけられたものか

自動車事故で死んだ30歳の人がいたとしよう。それを、定められた運命とし、それが寿命だった、とする人がいる。どんなにもがいてみても、30歳までしか生きられない定めであった、という考え方があったのだ。

このような宿命論は、あきらめの方便として都合が良い。だが、都合が良いからといって宿命論に走るのは、少なくとも科学的ではない。

人類を含めて、すべての生物は、DNA分子に刻みこまれた遺伝情報によって生命活動を営んでいる。30歳で死ぬと決まっているのなら、そのことの情報はDNAに刻まれているはずだ。DNAは親譲りの代物だから、両親のどちらかが30歳で老衰死した、という事実がない限り、30歳という寿命が定められているはずがない。自動車事故などという情報は、DNAに刻みようがないからだ。

もっとも、老衰死によってピリオドを打たれる寿命は、その限界値がDNAに刻みこまれている、という説がないではない。これを「寿命プログラム説」という。しかし、そこにはまだ十分な説得力がない、と私は考える。老衰死は、DNAの外からやってくる性質のものではあるまいか。

日本にも、長寿村と呼ばれ、高齢の人の多い地域がいくつもある。東北大学のチームが、そのような土地の食生活の調査をしたところ、カボチャが共通の食品であることが分かった。カボチャのダイダイ色のもとになる色素ベータカロチンは抗酸化物質である。酸化は老化の原因の一つなのだから、この事実はむしろ当然のこととして受け取られてよい。

Ⅳ

栄養と健康

洋食と和食はどちらが良いか

洋食が好きという人もあり、和食に限るという人もある。和洋両方の朝食を用意しているホテルの食堂を見わたすと、和食の方が圧倒的に多いことに気づくだろう。日本人が和食を選ぶのは当然だろうが、ここには大きな問題がひそんでいる。それはタンパク質の量の問題である。

ホテルの和風朝食のタンパク質の有効量は約12グラム、洋風朝食のそれは約18グラムと見てよいだろう。むろん、完食しての話である。ここには50%の差があるが、これは和食と洋食との違いを象徴するものだ。洋食は和食よりもタンパク質に富むのである。

和食を与えたネズミと、洋食を与えたネズミとで血圧を比べると、前者の方が後者より高くなる。試しに和食から塩気を抜いてみても、和食ネズミの血圧は、やはり洋食ネズミの血圧より高い。和食を食べる習慣の人の血圧が、洋食を食べる習慣の人の血圧より高いのは、食塩の多少によるのではなく、タンパク質の多少によるのである。

和食に傾く人は、タンパク質の補給に留意しないと、高血圧をはじめとする低タンパク食の弊害に見舞われるだろう。

自然食とは何か

我々は、自然界から食品を得ている。だから、大きく見れば、我々の食事は自然食である。

常識的な自然食は農薬も化学肥料も使わない米や野菜、自然の牧草で育てた牛の乳や肉、庭先で飼ったニワトリの肉や卵、などを主材料とする食事を指すことになる。

農業人口と都市人口との比が今日のように小さくなった時点では、自然食がいかにすぐれたものであっても、それを多くの人のものにすることは、できない相談である。要は、非自然食の価値を、自然食の価値に近づけることの可能性であろう。

両者の差の実体は、汚染物質の多少と、ビタミンの量の多少との2点に尽きる。そこで、汚染物質の濃縮された食品、例えば、レバーや、近海産の魚介の内臓、あるいは牛豚肉の脂身だけを避け、ビタミンの補給を心がければ、両者の差は近似的にゼロになる、と私は考える。何も自然食にこだわる必要はない、というのが結論である。

玄米食にメリットはあるか

社会通念上は、自然食と玄米食とが同義に扱われる傾向があるけれど、ここでは両者を区別している。玄米食とは、玄米を主食とする食事を指すと考えてよかろう。ところが、玄米に積極的に手を出すような人は、とかく自然に走りたがる。そこで、両者はきわめて近縁のものとなっているのが実情だ。

玄米食主義の旗手は、五来長利、森下敬一の両氏であろう。五来氏の記すところの献立を見ると、玄米1、2合にゴマ塩、海藻、根菜、葉菜、豆、味噌、醤油、植物油となっている。森下氏は、これに手に載る大きさの小魚を加えているようだ。五来派が純植物食であるのに対し、森下派は動物食を加味した形になっている。

五来派は、「食薬」なるものをすすめる。これは、梅肉エキス、ローヤルゼリー、シジミエキス、米胚芽の4者である。ここに初めて、動物が姿を現してきた。なお、五来派では、悪い食物として、牛肉、豚肉、鳥肉、赤身魚肉、白米、白パン、白うどん、白砂糖、牛乳、チーズ、バター、果物、和洋菓子、卵をあげている。森下氏も、これに準じるだろうが、どちらも、低タンパク食、低ビタミン食の性格が強すぎる。

塩からいものはなぜ悪いか

南米の山中に住むヤノマミ族は、バナナを主食とし、たまに、鳥、魚、昆虫を食っている。彼らは調味を知らず、食塩を知らないので、ナトリウムの摂取量は、食塩にして、0・1グラムに足りない。それでも、ナトリウムは間にあっているのである。ヤノマミ族が、もし重労働で汗をかいたら、血圧降下と脱水とで倒れてしまうだろう。汗をかくと、ナトリウムが失われるのだ。

我々は、ヤノマミ族の100倍以上のナトリウムを、食塩から摂っている。だから、汗をかいても大丈夫といってよい。

日本人の食塩摂取量は10グラム前後。成人の目標値は、男性8グラム、女性7グラム未満というのだから、我々は食塩を摂りすぎている。たくあん5切れに味噌汁3杯で、10グラムの食塩が摂れるのである。

腎臓に炎症があったりネフローゼが起きたりすると、水やナトリウムの排出が悪くなる。この時食塩を摂りすぎると、腎臓に過重な負担がかかる。そこで減塩食が必要になる。ナトリウムの過剰は、高血圧に繋がる。また、肝臓からビタミンB_2を追いだして、ビタミンB_2欠乏症を招くおそれがある。

野菜のメリットは何か

野菜食という言葉がある。いわゆる自然食が野菜を重視することは、だれもが知るところであろう。ここで野菜に期待するものは何だろうか。農薬とビニール栽培のもののビタミンC含有率は、昔のものの16％に低下した、という説があるほどで、期待をここに置くことは無理のようだ。

現実に今日の野菜に期待するものは、多糖体、カリウム、ビタミンKの三者に絞られて良いだろう。多糖体はすべての植物にあるが、その効用は種類によって違う。デンプンは消化可能であるが、セルロース（繊維素）やペクチンなどは消化されずに腸内細菌のえさになる。１００種以上あるといわれる腸内細菌が一定の棲み分けをすることは、腸の健康維持のための条件となる。そこで、餌の供給が必要になるわけだ。腸内細菌が順調に活動すれば、大腸憩室もできにくい。

カリウムとナトリウムとのバランスは健康のための条件である。昔の「粗製塩」はカリウムを含んでいたが、今の「イオン塩」はそれを含まない。ビタミンKは、野菜や海藻以外には求めにくい。

高タンパク食のメリットは？

人間の身体はタンパク質でできているといってよい。体重50キロの成人では、27〜33キロが水、12〜18キロがタンパク質である。そのタンパク質のうち、半分以上が「酵素」で、残りのうちの大部分が結合組織という見当でよかろう。数字に幅をつけるのがわずらわしければ、平均値を取ることになる。そうすると、50キロのうち30キロが水、15キロがタンパク質ということだ。残りは5キロになるが、その大部分は脂質ということになるだろう。そして、糖質がちょっぴりということだ。

生体では常に異化が起きているので、タンパク質の1日必要量が割りだされる。それは、ストレスがあまりないとき、成人では体重の1、000分の1、子どもや妊婦ではこれの50%増しという数字になる。ただし、プロテインスコア100のものとしてである。

この必要量を満たす食事内容に対して、私は「高タンパク食」ということにしている。平均的日本人の食事は、間違いなしに「低タンパク食」であるからだ。高タンパク食だと、感染症、動脈硬化、胃下垂、貧血、リウマチなどになりにくい。

原則として、プロテインスコアの低いタンパク食品が主流になると、高タンパク食は困難になる。

プロテインスコアとは何か

プロテインは「タンパク質」のこと、スコアは「点数」のことである。だから、プロテインスコアは「タンパク点数」で良いわけだが、普通は「タンパク生物価」と訳される。同じタンパク質でも、そのプロテインスコアは、動物によって違うからだ。

タンパク質は、20種あるアミノ酸が、100とか1、000とか繋がった形の分子を持っている。これを「鎖状分子」という。アミノ酸の順序が違っても、数が違っても、鎖状分子は違ってくるから、タンパク質としても違うことになる。

人体のタンパク質を全部アミノ酸にまで分解してみれば、20種類のアミノ酸の比率が分かるだろう。この比率は、人間と、大豆と、豆腐と、マグロとで違う。卵の場合は、偶然にも、この比率が等しくなっている。これはつまり、そのアミノ酸が余りもせず不足もせずに、血となり、肉となる、ということだ。こういうタンパク質のプロテインスコアを100とする。いわゆる「良質タンパク質」がそれだ。プロテインスコアが低いほど、そのタンパク質の利用率は落ちる。牛乳のプロテインスコアは85だから、利用率は85％だ。

タンパク質は動物性と植物性とどちらが良いか

タンパク質の良否はプロテインスコアで表される。動物性タンパクと植物性タンパクとを比較すると、プロテインスコアの高いものは動物性に限るといってよい。

我々がタンパク質を摂ろうとする時、植物性のものだと量を多くしなければ、動物性のものと太刀打ちはできないことになる。大ざっぱにいえば、動物性タンパクは良質タンパクであり、植物性タンパクは非良質タンパクである。タンパクの給源になる動物性食品と植物性食品とを比較すると、前者の方が、ビタミン、ミネラルの含有量が多い。結局、動物性タンパクの優位は揺るがないのである。

脂肪は動物性と植物性とどちらが良いか

自然食の人たちに言わせたら、脂肪どころか、タンパク質までも植物性に限ることになっている。その根拠はなく、説得力はない。

脂肪という名の物質は、グリセリン1分子に、3個の脂肪酸が結合したものである。これは中性であるから、「中性脂肪」と呼ばれる。

動物性にせよ植物性にせよ、脂肪つまり中性脂肪は、この形の化学物質である。動物性脂肪と植物性脂肪との違いは、脂肪酸の違いにすぎない。

脂肪酸には、飽和脂肪酸と不飽和脂肪酸とがある。これは、水素が飽和しているかいないかのちがいであるが、不飽和脂肪酸は植物性脂肪に多く、動物性脂肪に少ない。不飽和脂肪酸の仲間のリノール酸やリノレン酸は必須脂肪酸であるが、これが多く含まれるがために、植物油は動物油よりすぐれているといわれる。

近来、動物性不飽和脂肪酸のアラキドン酸、エイコサペンタエン酸が必須脂肪酸として脚光を浴びることになり、魚油が見直されてきた。植物油を動物油の上位に置く根拠は薄れつつある。

不飽和脂肪酸は、とかく自動酸化して、老化の原因「遊離基」をつくる。飽和脂肪酸を与えられたネズミの寿命は、不飽和脂肪酸を与えられたものの2倍だという。必須脂肪酸以外の不飽和脂肪酸は寿命の敵だとすると、植物油、植物油とさわぐのはますますおかしなことになる。

低脂肪食にはどんな意味があるか

肝臓をわずらっている病人には、よく低脂肪食が指示される。脂肪の消化のためには胆汁が必要なのだが、この胆汁をつくるのに、肝臓に負担がかかるからだ。脂肪を制限した食事を与えられれば、胆汁の需要がないから、肝臓は休んでいられるのである。脂肪という栄養素が、単にエネルギー源としてあるだけなら、それは、特に必要なものとは言えない。糖質もタンパク質も、エネルギー源になるからである。それなら、無脂肪食でも良いことになる。

しかし現実には、脂肪はエネルギー源であるばかりではない。必須脂肪酸は構造脂質として、あるいはプロスタグランディンの原料として不可欠のものだからである。構造脂質が不足すれば、細胞の構造がつくれないではないか。プロスタグランディンが不足すれば、生命活動がすきまだらけになるではないか。そこで、どんな低脂肪食も、無脂肪食であってはならず、最低量のリノール酸、リノレン酸、アラキドン酸、エイコサペンタエン酸を含んでいなければならないことが分かる。低脂肪食は、最低限度の必須脂肪酸を含むけれど、ほかの脂肪酸を含まない食事、ということになる。

緑茶にはどんなメリットがあるか

我々日本人には、毎年、新茶が出るのを楽しみにしている人もあり、番茶の香りに惹かれる人もある。理屈を言う人は、緑茶にはビタミンCが含まれているが、番茶にはそれがないから駄目だ、と言ったりする。

ビタミンCはアスコルビン酸と呼ばれる酸だから、酸《す》っぱい味がする。緑茶が酸っぱくないとすれば、ビタミンCの量も知れたもの、と考えたくなるが、それは誤解である。というのは、この場合、アスコルビン酸はインドールと結合して中和され、「アスコルビゲン」の形になっているからだ。われわれの血中アスコルビン酸も、多くはアスコルビゲンの形を取っているようである。

番茶は0・15％ほどのビタミンCを含んでいる。

緑茶のメリットはビタミンCだけではない。クロロゲン酸という酸化抑制物質も評価されるべきだ。食事に含まれる不飽和脂肪酸の過酸化は、諸悪の根源と言ってよい。クロロゲン酸には、それを一部なりと防ぐ作用があるのだ。この酸は、酸化すると、衣料に付いたものはシミになる。

クロロゲン酸は番茶にもある。

紅茶にはどんなメリットがあるか

紅茶といえば、誰しも、あの魅力的な赤い色を思うだろう。それはむろん、栄養的価値ではなく、美的価値だけのことだ。

ところで、紅茶の赤い色素は、輪切りのレモンを加えると、哀なほどに色あせる。しかし、残りの色はなかなか手ごわくて、いくらレモンを加えてもあせることがない。そこで我々は、紅茶を赤くそめる色素に、二つのもののあることを知るのである。レモンの酸で色が消えるのは、フラボンという色素である。酸で色が消えるところは、フェノールフタレインに似ている。

一方、レモンのクエン酸でも変わらない色素はタンニンである。紅茶は、フラボンとタンニンとで、赤くなっているわけだ。

我々は酸化抑制作用をもつ抗酸化物質に興味を持ってきた。不飽和脂肪酸の自動酸化を防ぐことに、重大な意味のあることを、すでに知っている。そして、その仲間が日本茶にもコーヒーにもあることを知っている。ところで、紅茶のフラボンも、抗酸化物質の一つなのだ。食後の紅茶は、単にムードだけではなかったのである。

コーヒーにはどんなメリットがあるか

コーヒー党は、コーヒーの好みがきつく、やれブルーマウンテンがいいと言い、モカの酸味がぜひ欲しいというような塩梅である。事実、コーヒーと一口に言っても、その香りや味は、私のような味に疎《うと》い人間にとってさえ、千差万別である。

日本茶にも紅茶にも、酸化抑制物質がふくまれているが、コーヒーも例外ではない。それは「コーヒー酸」である。これの多いコーヒーは酸味が強いと思っていいだろう。なお、コーヒーやお茶を飲んで、寝付きの悪くなる人は少なくない。これはカフェインのせいである。多くの器官の細胞内にあって、ホルモンのメッセンジャーと言われる「サイクリックAMP」という物質がある。この物質の分解を抑制する作用が、カフェインにはある。サイクリックAMPがいつまでもあって、覚醒ホルモンが盛んにつくられるとき、眠りが妨害されるのだろう。

リノール酸とは何か

脂肪には、オリーブ油とか、魚油とか、バターとか、いろいろな形のものがある。そのちがいは、脂肪分子に参加している「脂肪酸」の違いからくる。1個の脂肪分子には、3個の脂肪酸が入っているのである。そして、その脂肪酸の例の一つが「リノール酸」なのだ。一般的にいえば、脂肪酸に我々が期待するものが、それの燃焼から来るエネルギー以外のものでないのなら、極端に言えば、脂肪酸なら何でもいいのである。

細胞や細胞内小器官を包む膜は「生体膜」と呼ばれる。生体膜の基本的構造をつくるのは「リン脂質」なのだが、一般にこれは1分子の不飽和脂肪酸を持っている。その不飽和脂肪酸として最も多いのがリノール酸である。この事実は、リノール酸が特に注目を浴びる理由の一つとなっている。

リノール酸の給源としては、ベニバナ油、サフラワー油、大豆油などが良い。分子の立体構造を見ると、リノール酸には、シスシス型、シストランス型、トランストランス型の3種がある。構造脂質になるのはシスシス型のみだ。

リノール酸が重視されるもう一つの理由は、それが局所ホルモンといわれる「プロスタグランディン」の原料である点だ。しかし、その意味では、リノール酸は、リノレン酸、アラキドン酸、エイコサペンタエン酸など、ほかの必須脂肪酸と同格になる。

卵を食べるべきか

卵はコレステロールのもとだから、敬遠するのが賢明、という常識がどこかにあるようで、私が卵を勧めると、無知をなじられるのが通例である。それならそれで、卵を敬遠していただいて、私はいっこうに痛くもかゆくもない。

私が卵を評価する根拠は、そのタンパク質が飛び切り良質であって、しかも値段が安い点にある。卵が、含硫アミノ酸、つまりイオウを含むアミノ酸に富むことは、大きな魅力としなければなるまい。イオウは硫酸に変わるから、卵は酸性の食品だといって、また敬遠する向きがある。硫酸が、粘膜の正常化に、解毒に、かけがえのない役割りを持つことを忘れては、それこそ無知ということだ。

卵は生で食べるべきではない。加熱して少なくとも卵白を固まらせるほうがよい。その第一の理由は、単細胞動物トキソプラズマの寄生がよく見られることだ。第二の理由は、卵黄のビオチンと結合して、それを不溶性の物質に変え、腸における吸収を不可能にするアビジンというタンパク質が卵白に存在することである。第三の理由は、卵白のオボムコイドという糖タンパクが、タンパク消化酵素トリプシンの作用を阻害することである。

牛乳嫌いはわがままか

牛乳が飲めない、という人は珍しくない。これを、訓練で飲めるようにするのは不可能である。というのは、これは体質的、決定的なもので、わがままとは違うからだ。

牛乳が嫌いなのは、実は、それの含む乳糖が嫌いなのである。乳糖分解酵素ラクターゼが極端に少ないと、乳糖の消化ができず、結局は牛乳の消化ができないことになるのだ。これで牛乳が好きだったら、どうかしている。

ラクターゼ不足の体質は、遺伝的には優性だといわれるが、少なくとも私の場合、そうとは考えにくい。というのは、私の母は牛乳嫌いだったのに、私はいくらでも牛乳が飲めるからだ。ラクターゼは小腸にあって、乳糖をブドウ糖とガラクトースとに分解する。これが小腸壁を通過して血液に吸収される。

この乳糖の消化の不得意な人の比率の高い人種として、エスキモーでは97％、タイ人やフィリピン人では98%、日本人や朝鮮人では95%というぐあいで、中国人となると90%におちる。最低はデンマーク人でわずかに1%しかない。北米についてみると、黒人で72%、白人で10%である。

リン酸飲料はなぜ悪いのか

リン酸飲料などと言われて、そんな広告は見たことがない、とけげんな顔をする人が多いだろう。事実、そんな謳《うた》い文句をかかげるバカはいない。リン酸は、こっそり添加するべきものなのだ。なぜそんなものを添加するのかと問われたら、値段が安いから、という答えが返ってくるはずである。

いわゆる清涼飲料水は、原則として酸味が欲しい。そのためには酸を添加すれば良いわけだが、クエン酸みたいなものは値段が高い。そこでリン酸が目をつけられることになる。リン酸はいわば清涼飲料の切り札みたいなものだ。むろんリン酸を含まない清涼飲料はいくらもあるが、そんな高級品は少数派にとどまっている。

よく、血液が酸性だといけないという話があるが、酸性化する親玉はリン酸である。だから、リン酸飲料は体液を酸性に傾ける。これをおさえるにはリン酸を中和すればよいわけだが、この役目を負うのはカルシウムである。カルシウムの補給が不十分ならば、骨のカルシウムが中和のために動員される。

リン酸飲料を飲む時には、骨をけずる覚悟を要する人が多いはずである。

ビタミンAの不足はなぜ悪いのか

目のふち、つまり結膜にも、鼻の孔《あな》にも、口にも、喉にも、骨にも、腸にも粘膜がある。その粘膜を構成する重要な物質の一つに「コンドロイチン硫酸」がある。コンドロイチン硫酸の材料は、ブドウ糖やイオウなどだから、これがなくては正常な粘膜はつくれない。これらの材料からコンドロイチン硫酸を合成する時、ビタミンAが活躍する。

したがって、ビタミンAが不足しても、粘膜は不完全になる。我々日本人に胃ガンが多いのは、ビタミンA不足のせいだと言われるが、胃壁が正常でないとすれば、これはもっともなことだ。胃潰瘍や十二指腸潰瘍なども、ビタミンAの不足と無関係とは思えない。

コンドロイチン硫酸が不足の粘膜は粘液が欠乏し、角質化して乾燥する。

ビタミンAの不足は鳥目に結びつけられているが、これは、網膜の感光色素「視紅」がビタミンAを含むためである。ビタミンAが不足すると、皮膚の結合組織のコンドロイチン硫酸が不足し、手が荒れたり、ウオノメができたりする。

ビタミンAは何から摂れるか

ビタミンAを含む食品として有力なものは、卵、バター、ニンジン、ホウレンソウなどである。ただし、あとの二つはカロチンという名のオレンジ色の色素である。身体にはいったカロチンは、小腸壁で分解し、2分子のビタミンAとなる。これらの食品でビタミンAを補給するとなると、卵なら4個、バターなら6分の1ポンド、ニンジンなら50グラム、ホウレンソウなら80グラム、ということになる。これだけ摂っていない人は、ビタミンAの欠乏症に見舞われる。

タラの肝油は昔から栄養になるとされてきた。やがてその有効成分がビタミンAであることがつきとめられたのであった。いまから20年あまり前に、ビタミンAの合成品があらわれ、タラの肝油を大幅に駆逐した。肝油の名のもとに売られる商品も、大部分は合成品といってよい。ビタミンAの副作用も、合成品によって確かめられたものである。

ビタミンAの名で総括される化学物質は、立体構造上20種類ほどの異なった分子をかかえている。天然のビタミンAは、体内でその構造を変えて働く。ビタミンAの過剰摂取の害がよく言われるが、これが現実のものになるのは、低タンパク食の場合にかぎる。

天然のビタミンAは、タラなどの魚の肝臓から抽出する。この作業で収率を上げるためには、化学物質の添加が効果的である。そうしてつくったビタミンAは、メチル基かパルミチン酸基が付加されているので、純正品に比べて活性が低い。

ビタミンB_1の不足でどうなるか

ビタミンB_1が少しでも不足すれば、「エンセファロパチア」（潜在性脚気）が起きる。この症状は、居眠り、いらいら、物忘れの現象と一致する。

慢性アルコール中毒患者に見られる「ウェルニッケ脳症」は、強度のビタミンB_1欠乏と考えられる。これの症状は、意識障害、運動失調、眼振、呼吸障害、視力障害、末梢神経障害など、たちの悪いものである。場合によっては、筋無力症、作話症、言語障害、頻脈、起立性低血圧などが併発する。

この多種多様な障害は、神経細胞の変性から来る。ビタミンB_1は、抗神経炎作用を持つといわれるが、その役割りはきわめて重要である。ビタミンB_1は、この他、エネルギー代謝など、多くの面で補酵素となっている。

ビタミンB_2の不足でどうなるか

ビタミンB_2は「成長ビタミン」の一つとされている。ビタミンB_2は、ビタミンAとともに、「成長ホルモン」の合成を触媒するのだろう。成長ホルモンは、子どもだけに必要な物質のように見えるが、成人においては、損傷の修復に役立つといわれる。

口角炎はカビの寄生によるものであって、ビタミンB_2の不足から来る。このビタミンは、脂肪酸の燃焼を触媒するので、それが不足すると、ニキビや小鼻のわきがただれて脂がにじみだす。人なみはずれて日光をまぶしく感じる人は、ビタミンB_2不足の場合もある。白目の赤くなる結膜炎も、そうだ。肝臓の薬物代謝に、ビタミンB_2は重要な役割をもつ。

ビタミンB_2不足だと、タール色素などの着色料の解毒ができなくなって、その害をまともに受けることになる。タール色素、すなわちアニリン色素が口から入って小腸までいくと、ビタミンB_2があればそこで酸化される。その酸化した形のものが肝臓に辿りつけば、そこで水溶性のものとなり、尿に排出される。ビタミンB_2がなければ、この薬物代謝が期待できないわけだ。

ビタミンB_2の抗酸化作用も見逃がせない。

ビタミンB_6の不足でどうなるか

生命は、すべての生物について言えることだが、タンパク質に宿っている。したがって、タンパク質を含む食品は重要な意味を持っている。たとえば、大豆を食べるのは、大豆タンパクを材料にして体タンパクをつくるため、と言ってよい。

タンパク質分子は、アミノ酸の鎖を繋いだものだ。大豆タンパクは、人間の消化管の中でばらばらのアミノ酸にまで分解し、それが血液に運ばれて、肝臓や血管壁など、いろいろな組織にたどりつき、再び繋がって鎖をつくる。この鎖がすなわち「体タンパク」だ。この作業の中で、アミノ酸の種類を変える必要が出てくる。アミノ酸の種類は20もあるからだ。この、「アミノ基転移反応」にビタミンB_6が登場する。これがないと、体タンパクの材料となるアミノ酸の調達がスムーズにゆかなくなる。

ビタミンB_6の役割りはこれだけではない。ビタミンB_6が不足すると、湿疹、口角炎、便秘、感染などが起きやすくなる。引っかいたあとが、みみずばれになる皮膚症状を「浮腫性湿疹」という。浮腫性湿疹が起きるのは、ビタミンB_6が不足の時である。

ビタミンB_{12}の不足で何が起きるか

血液をつくる代謝を触媒するビタミンを「造血ビタミン」という。造血ビタミンと言われるものは、ビタミンB_2・B_6・B_{12}・C・E、葉酸などである。ビタミンB_{12}はこの中に入っている。これらのどの一つが欠けても、血液はつくれなくなる。「貧血」ということだ。

胃ガンになると、胃の一部を切除するのが定石である。このとき、胃壁を少し残しておかないと、「悪性貧血」になる。胃壁特有の分泌物がないと、ビタミンB_{12}の吸収ができないからだ。もし、胃壁を全部なくしてしまうと、ビタミンB_{12}の吸収が不可能になり、血液がつくれなくなる。このような貧血が、悪性貧血と呼ばれる。ビタミンB_{12}が不足すると、貧血が起きるばかりでなく、手足の感覚がにぶくなり、舌がただれ、口内炎が起きる。

ビタミンB_{12}には、核酸合成を触媒する役目がある。DNAやRNAをつくる代謝にこれは不可欠なのだ。それからまた、ビタミンB_{12}はアミノ酸合成をも触媒する。

神経繊維は、ビタミンB_{12}を蓄積している。そのために、ビタミンB_{12}が不足すると、いろいろな神経症状がでてくる。認知症の人の血中ビタミンB_{12}の濃度は、正常値の3分の1程度におちているという。

ビタミンB群は何から摂れるか

ビタミンB群として総括されるビタミンとして重要なものは、B_1・B_2・B_6・コリン、イノシトール、パントテン酸、葉酸、ニコチン酸などである。これらをすべて含む食品の筆頭に来るものは「ビール酵母」である。これは普通の食品ではないので、製剤化されている。また、いわゆる栄養補助食品に添加されている。

ビタミンB_1の給源は――ダイズ、サヤインゲン、サヤエンドウなどの豆類、ホウレンソウ、キャベツ、レタス、ジャガイモなどの野菜類、卵黄、ブタ肉などの動物性食品

ビタミンB_2の給源は――チーズ、卵黄、ブタ肉、サンマ、牛乳などの動物性食品、納豆、ホウレンソウ、ダイズ、ピーマン、キャベツなどの植物性食品

ビタミンB_6の給源は――ダイズ、ニンジン、キャベツ、ジャガイモ、白米、小麦粉などの植物性食品、ブタ肉、卵黄、サケ、タラ、牛乳などの動物性食品

ビタミンB_{12}の給源は――魚卵、卵黄、牛乳、獣肉、魚肉、貝類などの動物性食品
ニコチン酸の給源は――豆類および肉類

ニコチン酸の不足でどうなるか

ニコチン酸は、そのままの形で食品から摂れるが、タンパク質を構成するアミノ酸の一つトリプトファンから自前でつくることができる。したがって、タンパク質を十分に摂っていれば、ニコチン酸の不足はないはずだ。ただし、トリプトファンからニコチン酸をつくる代謝には、ビタミンB_2・B_6がなければならない。

代謝という名の化学反応に酵素がなくてはならず、多くの酵素が補酵素を要求することはすでに述べた。その補酵素として特別多くの代謝に登場するのがニコチン酸である。

ニコチン酸の不足は、結局は、低タンパク食から起こるわけだが、これから来る症状は、食欲不振に始まり、ついで、吐き気や腹痛となる。この時、下痢と便秘とが交互にやって来る。ひどいと下痢が止まらなくなり、歯肉炎が起き、舌が赤く腫れてついに割れ

る。口角炎や胃炎も起こる。大腸潰瘍《かいよう》の危険もある。手や腕の皮膚が、うろこ状にはがれる。

ニコチン酸の不足は神経症の原因にもなる。頭痛、健忘症、錯覚、いらいら、不眠、不安感、めまいなどが起こる。

1ミリグラムのニコチン酸をつくるのに60ミリグラムのトリプトファンがいる。トリプトファンは動物性タンパク質に多い。

統合失調症がニコチン酸の大量投与で治ることがある。この病気も、ニコチン酸の不足と関係のあるケースがある。

ビタミンCの不足でどうなるか

ビタミンCは、「コラーゲン」という名の繊維状タンパクの合成に不可欠の補酵素である。ビタミンCなしでつくられたコラーゲンは強度が足りない。コラーゲンは、皮膚にも、目にも、骨にも、動脈壁にもある。したがって、ビタミンC欠乏の場合、これらの組織は弱くならざるをえない。それは、脳出血、椎間板ヘルニア、ぎっくり腰などの形で現れる。

ビタミンCは目玉に高濃度で含まれている。白内障は、ビタミンC欠乏の現れの一つである。

ビタミンCは、脳の代謝にも役割を持っている。低い知能指数や統合失調症は、ビタミンCの欠乏と深く関わっている。ウイルスやガンに対抗するタンパク質として、「インターフェロン」が知られているが、これの合成にビタミンCが関係している。ビタミンCには、殺菌作用、殺ウイルス作用もある。したがって、すべての感染症に対して、ビタミンCは多少とも効果をあげる。

コラーゲンは結合組織の骨格を成すものであるから、ビタミンCがあれば、結合組織が強化される。そのため、ガン組織の抑制にもビタミンCが有効である。

ビタミンCは何から摂れるか

新鮮な果物や野菜にはビタミンCが含まれていることは確かである。だからといって、こういうものを十分に食えば、ビタミンCの不足が起きないと考えるのは間違いだ。レモンはビタミンCを豊富に含むといわれるが、ビタミンC1日必要量2グラムを摂ろうとすれば、100個のレモンを食べなければならなくなる。

その計算の基礎は何かと問われるなら、人体がビタミンCをつくるとすれば、その量は、成人で1日2グラムと推定されるからである。事実、二、三の例外を除けば、サル以下の動物すべては、肝臓か腎臓でビタミンCを合成している。2グラムという数字は、そこから導かれたものだ。レモンで100個といわれたら、まず、食品からビタミンCを摂るのは無理、という結論にならざるをえない。

そんなに大量のビタミンCを摂れば結石ができる、と文句をつける人がいる。膀胱《ぼうこう》や腎臓の結石の本質は「シュウ酸カルシウム」である。そして、そのシュウ酸はビタミンCからできる。しかし、体内でできるシュウ酸の量は、ビタミンCの摂取量とは無関係といわれる。またこれらの結石は水分摂取の不足やビタミンAの欠乏に結びつくようだ。

ビタミンDの働きは？

ビタミン過剰症という概念があるが、これが確実に存在するのは、ビタミンDの場合である。なぜそうかといえば、ビタミンDの本質が、栄養物質というよりは、むしろホルモンであるからだ。ビタミンDには、D_1・D_2・D_3の3種があるとされてきた。しかし、D_1は不純物と分かって、D_2・D_3のみが残ったのである。

ビタミンD_2は「エルゴカルシフェロール」と呼ばれ、食品に含まれている。ビタミンD_3は「コレカルシフェロール」と呼ばれ、食品に含まれてもいるが、紫外線照射のもとにおいて、皮膚でコレステロールから合成される。ビタミンD_2・D_3は、まず肝臓で変化を受け、つぎに腎臓で変化を受け、ついにホルモン性物質「ジヒドロキシコレカルシフェロール」になるのである。

すべてのホルモンがそうであるように、ジヒドロキシコレカルシフェロールも、生体の要求に応じて合成され、原料であるビタミンD_2・D_3にも適量というものがある。ビタミンD_3が、必要量だけが合成される、と考えてよい。このホルモンが不足すると、カルシウムやリンの吸収が悪くなり、クル病や骨軟化症が起こる。

ビタミンEの働きは?

ビタミンEは、妊娠のため、老化防止のため、スポーツの記録向上のためなどに使われている。だがしかし、市販のビタミンEのすべてにこの効果を期待するのは無理だ。

まず、ビタミンEには「抗酸化作用」がある。何の酸化を防ぐかといえば、それは「不飽和脂肪酸」の自動酸化である。不飽和脂肪酸の自動酸化は、血液の粘度を高めたり、シミをつくったりする「過酸化脂質」をつくったり、突然変異をひき起こしたり、細胞分裂に不利な条件をつくったりする。それに、ビタミンEは、副腎皮質ホルモン、性ホルモンなどの合成に不可欠の物質だ。

そこで、ビタミンEを摂ることは、血行の改善、シミの防止、動脈のアテロームの防止、ガンの予防、ストレスに強くなるなど、広範な効果の期待に繋がる。

血中ビタミンE濃度が低下する時期が二つある。思春期と更年期とである。この二つの時期の異常を切り抜けるためには、ビタミンEの摂取の心得が重要である。

ビオチンにはどんな働きがあるか

生卵を10個も飲むと、顔が青ざめて気分が悪くなる。それはビオチンの不足によると考えられている。

ビオチンは脂肪の代謝に関係しているので、これが欠乏すると、口やまぶたに炎症が起きたり、ニキビがでたり、肌が乾燥しやすくなる。急性症状として、気分の悪さがあるのだ。

ビオチンは、卵黄、牛乳、ピーナッツなどから摂れるばかりでなく、腸内細菌による合成もある。ところが、ビオチンと結合して、それを不溶性の物質に変え、腸壁での吸収を不可能にする「アビジン」というタンパク質が卵白に含まれている。したがって、卵白が腸内にあれば、すべてのビオチンは、吸収されないことになる。そこで、生卵をたくさん食えば、ビオチン欠乏症が起きる。ここで、アビジンはビオチンの「アンチビタミン」ということだ。卵白を加熱凝固させれば、アビジンは活性を失う。

卵白がアンチビタミンを持つのは、増殖のためにビオチンを要求する細菌に対する卵の自衛手段である。

ビタミンKの働きは？

ビタミンKは、タンパク結合型の血清カルシウムをイオン化して、体液のペーハー値低下を防ぐ。これは病気や疲労などによる負担の軽減に役立つ。高いペーハー値は、ガンの予防にも治療にも有利なことが知られている。ダイコンやカブの葉を捨てるのも、パセリを飾り物と心得るのも、ビタミンKを粗末にする愚行である。

骨の実質、つまり「間質」の骨格は「コラーゲン」というタンパク質からできている。間質のコラーゲン分子の特徴は、それを組み立てているアミノ酸の一つグルタミン酸に、

「カルボキシル基」の枝がついていることだ。骨のカルシウムはこの枝に結合する。このカルボキシル基の枝にカルシウムをつける代謝に、ビタミンKは補酵素として登場するのである。ビタミンDがあっても、骨へのカルシウム沈着の条件は足りないのだ。骨折の治癒は、ビタミンKによって促進される。

血液の凝固因子を「トロンビン」という。この物質は、前駆物質「プロトロンビン」にカルシウムイオンが働いてつくられる。このタンパク質のグルタミン酸にも、カルボキシル基の枝がついている。ビタミンKが血液の凝固を助けるのはこのためなのだ。

ユビキノンにはどんな働きがあるか

ユビキノンは、ビタミンE、ビタミンKとよく似た物質であるから、ビタミンと呼ばれる資格がありそうだ。しかし、体内で合成される物質は、ビタミンとは言わないので、ユビキノンはビタミンでない。

ビタミン一般の働きがそうであるように、ユビキノンの主要な役目は補酵素であり、コエンザイムQ10とも言う。コエンザイムQ10が体内で合成される時、原料は恐らくビタミンEだと、私は考えている。

生体が、ブドウ糖や脂肪酸の酸化によってエネルギーを発生する代謝において、コエンザイムQ10は重要な補酵素としての役割りを持っている。したがって、コエンザイムQ10を服用すると、心筋や骨格筋の機能が良くなる。

心臓が悪いとき、心筋のなかでのエネルギー発生が低下している。ここに、コエンザイムQ10を与えると、呼吸困難、不整脈、動悸、息切れなどが改善される。心臓の拍出量の増大、血圧の下降なども見られる。ラットはビタミンE欠乏食で筋ジストロフィーを起こすが、このとき、血中コエンザイムQ10の量が低下している。

コエンザイムQ10は、歯槽膿漏の予防や治療や「抗ガン剤」の副作用の防止に使われる。

アンチビタミンはどこにあるか

あるビタミンを吸収不能にしたり、分解したり、それに拮抗したりして、その作用を阻害する物質を、そのビタミンのアンチビタミンという。

ビタミンB_1のアンチビタミンは、ワラビ、ゼンマイなどのシダ類にある。このアンチビタミンは2種あって、一つは加熱で分解するが、一つはそれでも分解しない。シダ類を食うと、ビタミンB_1は不足がちになる。

エビ、カニなど甲殻類、貝類、川魚などにも、ビタミンB_1のアンチビタミンがあるが、これは加熱によって分解する。

鼻汁のなかには、ビタミンB_1分解酵素アノイリナーゼを分泌する細菌がいる。そのことを考えれば、鼻汁は呑みこまない方がよいことが分かる。

卵白には、ビオチンと結合してそれを不溶性にするタンパク質アビジンが含まれている。これもアンチビタミンである。

トウモロコシには、ニコチン酸のアンチビタミンのインドール酢酸が含まれている。

鉄はどんな働きをするか

鉄は、赤血球を赤く染める色素「ヘモグロビン」、筋肉に含まれる色素「ミオグロビン」、酸化還元酵素「チトクロームC」、薬物代謝酵素「チトクロームP450」などに含まれている。ということは、鉄がなければ、それらの物質が体内で合成されず、その働きが十分に期待できないことになる。

鉄は、穀類、卵黄、キャベツ、ホウレンソウなどにふくまれているが、その吸収の点では、鉄さびが勝《まさ》っている。さびる鉄の包丁やフライパンが望ましい。それにしても、鉄の小腸での吸収率は10％程度である。吸収されて血中に入った鉄の80％は、鉄タンパク「フエリチン」となって、肝臓に貯蔵される。

鉄が欠乏すると、貧血、頭痛、肩こり、冷え、たちくらみ、息切れ、舌の先端の痛み、無酸症などが起きる。爪がスプーン状に変形したり割れたりするのも、鉄欠乏の現れである。

鉄の損失の原因としては、出血のほかに感染がある。汗をかいても鉄は誘いだされる。

鉄は、皮膚、毛、爪などからも失われる。妊娠時には胃酸が不足し、鉄の吸収が悪くなるので大量の鉄を摂らないと、胎児に影響がでてくる。

カルシウムはどこにあるか

カルシウムの給源として最高のものは、牛乳およびチーズだ、と言われる。日本人の場合、牛乳やチーズよりも小魚が推奨されているが、これだと内臓まで食べることになるので、汚染物質の問題がつきまとう。ＰＣＢのような有機塩素剤、水俣病の原因となった有機水銀、イタイイタイ病の原因となったカドミウムなどと魚の骨や内臓とは縁が切れない。それでもなお小魚を食べるとすれば、ビタミンのＥ・Ｃ・Ａおよび鉄の積極的な摂取が望ましい。

カルシウムは、ある種の植物にも相当に含まれている。ニンジン、ハクサイ、キャベツ、カリフラワー、パセリなどが、その例である。ホウレンソウや各種果物は、カルシウムの給源にはならない。

カルシウムが口から入っても、それの吸収が無条件に行われるわけではない。少なくともビタミンDの存在が必要である。そしてまた、カルシウムの吸収を阻害する物質が知られている。それは、フィチン酸、シュウ酸および遊離脂肪酸である。これらはカルシウムイオンと結合して、不溶性物質をつくる。フィチン酸は、米胚芽、精白小麦に含まれているもので、鉄の吸収を悪くする。玄米食を続けた母親から生まれた赤ちゃんが、鉄不足のために引きつけをくり返した例もある。

カルシウム不足はなぜ悪いか

カルシウムは骨に蓄積されている。骨のタンパク質「コラーゲン」に結合しているのだ。カルシウムはまた、血液中にある。タンパク質に結合した形のものと、イオンの形のものとがある。

いずれにしても、血中にはほぼ一定量のカルシウムがある。血清カルシウムイオン濃度が下がると、血清タンパクがカルシウムイオンを放出して、これを補充する。この時、血中カルシウムの量が減る。その情報を受けると、「上皮小体」（副甲状腺）がホルモンを分泌し、これが長骨の骨端からカルシウムを放出させる。だから、カルシウムを摂取しないと、骨が縮むことになる。

カルシウムイオンは、筋肉の収縮にも、血液の凝固にも、白血球の運動性にも役割を持っているから、不足はまずいのだ。

ヨードはどんな働きをするか

甲状腺ホルモン「チロキシン」は65％ものヨードを含んでいる。ヨードがなかったら、甲状腺はそのホルモンをつくることができないのである。

甲状腺腫が知られたのは、古代も古代、4、000年前にさかのぼる。いずれにせよ、のどが腫れて首が太くなった人は、珍しくなかった。この患者は、特にヨーロッパの山岳地帯に多発した。ヨードは海水に含まれている元素だから、海藻や海産魚介類を食わない人たちは、容易にヨード不足になり、甲状腺腫となる。

「バセドウ病」というのがあるが、これは甲状腺機能亢進症である。甲状腺の機能が亢進すると、首が太くなる。目玉がとびだしてくることがあるが、こないこともある。ヨードには、甲状腺機能を抑制する作用があるので、ヨードを服用すると、亢進はなくなる。ヨードのほかにも、亢進を抑制する薬はあるが、根本的な治療は、これではできない。

大豆、豆腐、ピーナッツ、キャベツ、タマネギ、米などには、ヨードの働きを阻害する物質が含まれている。そこで、ヨードを積極的にとってこれに対抗する必要がある。欧米では、食塩にヨードが添加されている。

アルカリ性食品、酸性食品とは

血液ないし体液はアルカリ性でなければならない。それはペーハーにして7・35～7・45が望ましい。というのは、その程度のアルカリ度の時、酵素活性が高く保たれるからだ。全身の代謝がスムーズに進行するからだ。ペーハーはとかく下がりたがるので、それを助長する食品、すなわち酸性食品が嫌われることになる。

そこで、酸性食品は具体的にどういうものかが問題になる。卵や肉類が酸性食品の親玉のように言われることがあるけれど、これはあたらない。厳密にいえば、酸性食品の資格を持つのは「リン酸」しかないのに、卵や肉類は別に、大量のリン酸を含んではいないからだ。リン酸を大量に含む食品の筆頭にくるのは、リン酸で酸味をつけた清涼飲料である。むろん、清涼飲料のすべてがリン酸を含むわけではない。

体液のアルカリ度を下げる物質はリン酸であり、これを上げる物質はカルシウムイオンである。アルカリ食品として梅干しをあげる人がいるけれど、これはあたらない。梅干しのカルシウム含有量は微々たるものだからである。アルカリ性食品とは、カルシウムを大量に含む牛乳のようなものだ。

梅干しにどんな栄養があるか

梅干しは、想像しただけでも唾液が出てくるほど、酸味の強いものだ。そしてその酸味はクエン酸からきている。梅干しの価値が、もしその酸味にあるとするなら、注目すべきものはクエン酸ということになる。

我々の身体は、筋肉を動かすのにはもちろん、すべての代謝を遂行するのにもエネルギーがいる。そのエネルギーは食物からくるわけだが、そのうちの脂肪や糖質がおもである。これらのエネルギー源は「クレブスサイクル」という名の作業によって、高エネルギー分子ATPに姿を変える。ATPこそは、生物がいつも必要とするエネルギー通貨なのだ。クレブスサイクルは「クエン酸サイクル」とも呼ばれるもので、クエン酸が外から与えられると、作業がスピードアップする。だから、梅干しを食べれば、エネルギーの生産が上がるわけだ。

酒を飲むと、クレブスサイクルが遅くなる。梅干しが二日酔いに良いというのは、クレブスサイクル促進のためだろう。梅干しに含まれるペクチンは、腸内細菌の栄養になるから、整腸作用をあらわすだろう。またカテキン酸は、殺菌作用をあらわすだろう。

ニンニクにはどんな栄養があるか

ニンニクの有効成分は「アリイン」である。このアリインは、アリナーゼという名の酵素の媒介によって「アリシン」となる。アリシンは強い酸化作用を持っており、これによってニンニクの効果を現す。アリシンは10万倍に薄めても、結核菌、ジフテリア菌、赤痢菌などを殺すといわれる。

ニンニク特有の臭気はアリシンのものだが、それを食べたあとの体臭や口臭は、アリシン由来ではなく、それからできたアリルジスルフィド、メレカプタン、チオエーテル、硫化水素などの混合物のものである。

アリシンはチアミン、すなわちビタミンB_1と結合して「アリチアミン」をつくる。ビタミンB_1は水溶性だが、アリチアミンは脂溶性であるために、大量投与しても、尿中に逃げださない。ニンニクの効能には、便秘、脚気、神経痛、リューマチなどに対するものがあげられているが、それはアリチアミンによるものであろう。

ニンニクを多食すると、赤血球破壊による貧血、胃腸障害などが起きる。ニンニク貧血という言葉もある。

米胚芽と小麦胚芽とは何か

胚芽米というものがある。米を精白すれば、胚芽が取れて、白米になる。胚芽にビタミンが豊富に含まれているところから、白米と比べて胚芽米の方が栄養的に勝る、という話になってくる。胚芽に含まれるビタミンは、B群とEとである。近年ビタミンEが脚光を浴びてきたものだから、玄米に、そして胚芽米に、それの含まれていることが特筆大書される傾向がある。

ところが、ビタミンEにはα《アルファ》からθ《シータ》まで8つの種類があって、このビタミンに特有なホルモン合成にかかわる作用は、αが最高であって、後のものほど低い。αを100とするとき、β《ベータ》は35、γ《ガンマ》は5、δ以下は1に満たない。それに、αは小麦の胚芽がほぼ独占のありさまだ。

ビタミンEは脂溶性であるために、胚芽油に含まれる。

砂糖はこわい食品か

白砂糖や白米など、白い食品を敵視する人たちがいる。白いということは、色素を除去したことを意味するから、色素に重要な物質が含まれるとの想定があるわけだ。その重要な物質の補給がたやすくできるなら、何も騒ぐことはあるまい。

砂糖の主成分たる蔗糖《しょとう》も、米の主成分たるデンプンも、栄養的価値はそのエネルギー化によって初めて現れる。ところが、これらのエネルギー化のためには、ビタミンのB_1やB_2、ニコチン酸、ユビキノンなどの補酵素作用に頼らなければならない。白米はともかく、白砂糖となると、このような物質を全く含まない。文句はそこにあるのである。

砂糖を摂ると、中性脂肪が増え、これが心筋梗塞の原因になる、と説く人もいる。ところが、世界を見渡してみると、砂糖づけ民族は、キューバ、ベネズエラ、コロンビアなどにいるが、これらの諸国で、心筋梗塞患者がきわめて少ないことが知られている。スウェーデン人の料理は、フィンランドに比べて砂糖を余計に使うが、心筋梗塞の患者数において、スウェーデンはフィンランドの2分の1しかないのである。白砂糖はビタミンB_1があれば、心配すべきものではない。

シイタケの栄養的価値は？

シイタケの価値はアミノ酸の仲間の「エリタデニン」にあるようだ。これには、コレステロールを排出する作用があるという。シイタケを食えば、血中コレステロール値は下がるといわれる。

シイタケの価値は、その胞子に寄生するウイルスにある、と考える人もいる。ウイルスに対抗する生理的物質として、我々は「インターフェロン」を持っているが、シイタケの胞子のウイルスは、「インターフェロン誘発物質」だとされる。胞子のついたシイタケ、つまり「ドンコ」を食えば、体内にインターフェロンができるということだ。そのインターフェロンによって、我々は、風邪やB型肝炎に強くなることができるわけだ。耳よりな話といえる。

シイタケの胞子は、丈夫な殻をかぶっている。この殻が破れなければ、ウイルスは働くことができない。ドンコのエキスなら、殻は除去されているから、それに限ると説く人もいる。

バターよりマーガリンか

動物性脂肪よりは植物性脂肪、というような考え方が、いつのまにか一部の人たちの常識になったようだ。フレッシュバターは動物性脂肪だから、それを敬遠してマーガリンにした、という話が聞かれる。

本当に、マーガリンはフレッシュバターに比べて格段に好ましいものだ、といえるのだろうか。

まず、マーガリンの原料の、全部とはいわないまでも、一部は魚油である。魚油は高度の不飽和脂肪酸であるから、これに水素を添加して、低度の不飽和脂肪酸に変えれば、植物油に近いものになる。

植物性脂肪は、多かれ少なかれリノール酸を含んでいて、それが、生体膜の要求する

「構造脂質」なのだから、マーガリンにリノール酸がどれだけ含まれているかが問題になる。マーガリンは、相当量のリノール酸を含んでいるが、その合成リノール酸の大部分は、天然リノール酸と分子の形態が違って、構造脂質として役にたたない代物である。

もっとも、フレッシュバターがリノール酸を含むわけではない。

葉緑素にはどんな働きがあるか

我々人間の血液にはヘモグロビン（血色素）があり、緑色植物にはクロロフィル（葉緑素）があって、ともにそれらの生命を握っている。この二つの物質は化学物質として近縁なものである。重大な相違点は、ヘモグロビンが鉄を持つのに対して、クロロフィルがマグネシウムを持つところである。

理科の実験で、アルコールにひたした葉から緑色の物質が溶けだすことを見た人がいるだろう。クロロフィルは、水には溶けないけれど、アルコールにはよく溶けるのだ。この事実は、緑色野菜を口に入れても、そのクロロフィルが腸壁から吸収されるのを期待するのが無理であることを語っている。むろん、若干の目こぼしがないわけではないだろうが。

クロロフィルを水溶性の物質に換えるのには、マグネシウムを銅で置換すれば良い。これを「クロロフィリン」という。クロロフィリンは、吸収可能な葉緑素ということになる。クロロフィリンの原料はカイコの糞《ふん》である。

クロロフィリンは、口臭などの体臭の除去、皮膚や胃壁などの傷の回復などに効果を現す。緑色の塗り薬、緑色の胃腸薬などが、これを主剤としてつくられている。化学構造から見て、この物質は造血にも役立つことだろう。

インスタント食品にはどんな問題が？

インスタントラーメン、インスタントコーヒー、インスタント味噌汁、と、インスタント食品は花盛りだ。むろんそこにはメリットがあるけれど、デメリットについての知識もなくてはなるまい。インスタントラーメンには油が入っている。これに不飽和脂肪酸が使われている。不飽和脂肪酸というものは、とかく自動酸化をしたがる。引き金をひくのは紫外線である。日光のあたる場所にあるインスタントラーメンでは、その不飽和脂肪酸が自動酸化して「過酸化脂質」に変化している確率は高い。最大の問題は、この過酸化脂質にある。過酸化脂質は毒性を持っている。

過酸化脂質は血中に入ると、血液の粘度が大きくなって、循環を多少とも阻害する。これはまた、肝臓に沈着し、あるいは脳細胞、心筋、皮膚などに沈着する。そして、タンパク質と結合して「リポフスチン」となる。皮膚のリポフスチンは、シミの実体である。

V

薬物と健康

有害物質は無害化できるか

有害物質が体内に取りこまれたとき、それが、「薬物代謝」という名の代謝の対象となって無害化するならば、問題は比較的単純に解決する。薬物代謝の効果は、いわゆる「解毒」である。

薬物代謝は、有害物質の溶解度を大きくすることによって、それを水に溶かして排出する作用として理解される。また、薬物代謝は、有害物質の表面張力を水のそれに近づけることによって、細胞表面でそれが濃縮するのを防ぐ作用としても理解される。またさらに、弱酸性の有害物質ならばこれを強酸性のものに変える作用として理解される。腎臓は、弱酸の結合物よりも、強酸の結合物の方を容易に排出するからである。いずれにしても、我々の身体には、薬物代謝と呼ばれる働きがあるので、それがフルに発動すれば、汚染に強いことになる。

抗生物質には副作用があるのか

抗生物質は、ちょっとした風邪でも投与される。抗生物質は家畜の餌にまで混入しているといって騒がれている。要するに、副作用がこわいということだ。

抗生物質でも、ペニシリンは細胞壁の形成を阻害するものであり、その他の多くの抗生物質はDNAに作用する。細胞壁を持たない我々人間に、ペニシリンは無害のはずだが、それでもなお、ショック死の例があるから、油断はできない。これは、体液が急激に酸性化するため、といわれている。

細胞のDNAに働きかける抗生物質のうち、オーレオマイシン、テラマイシン、アクロマイシンの仲間の副作用は、肝障害、タンパク尿、糖尿などである。また、クロロマイセチン（クロラムフェニコール）の仲間の副作用は、貧血、薬物代謝阻害などである。そしてまた、ストレプトマイシンの仲間の副作用は、聴力障害、めまい、ネフローゼ、筋弛緩などである。

抗生物質には劇的な効きめがあるので、副作用がこわいからといって、やみくもにこれを忌避するのは賢明でない。副作用を低く抑えるために、ビタミン類を併用するのが得策というものだろう。

保存料は無害化できるか

保存料といえば、むろん食品の保存料のことであって、抗酸化剤、防腐剤などを指すことになる。防腐剤としてよく使われるものは、ソルビン酸やデヒドロ酢酸である。これらには、細菌、カビ、酵母菌などの繁殖を妨げる作用がある。そのために、佃煮、あん、ジャム、チーズ、バター、ソーセージから漬物、味噌、乳酸菌飲料にまで広く添加されている。

デヒドロ酢酸とソルビン酸とを比較すると、前者は殺菌力が強いのに風味を損なわないが、毒性が強い。肝臓障害を起こすのである。ソルビン酸はベータ酸化によって解毒《げどく》される。したがって、ビタミンB_2やコエンザイムQ_{10}があれば安全ということだ。デヒドロ酢酸は、恐らくチトクロームＰ４５０によって解毒されるだろう。それならば、ビタミンＣやビタミンEがあれば安全ということだ。

抗酸化剤のBHT（ブチルヒドロキシトルエン）やBHA（ブチルヒドロキシアミゾール）は、グルクロン酸と結合して無毒化される。グルクロン酸はブドウ糖を原料とし、ニコチン酸の介在で合成される。だから、ニコチン酸、またはその原料のトリプトファンがあれば安心だ。

放射線はなぜ悪いか

放射線と呼ばれるものは一つのものではなく、アルファ線、ベータ線、ガンマ線の総称であるが、それらに共通にいえることは、いずれもが大きなエネルギーを持って、一直線にやってくることである。アルファ線、ベータ線は素粒子が実際に飛ぶものであるが、ガンマ線は電磁波であって、X線の仲間である。ただし、X線は波長が長いために、ガンマ線よりエネルギーが弱いことになる。

X線をも含めた放射線が人体に照射されると、そこにある水分子が一過性に解離して

「遊離基」という異常に活性の高い原子団になる。この遊離基がＤＮＡを攻撃するのである。その結果は、ＤＮＡの損傷であり、突然変異である。放射線の照射がガンの治療に利用されるのは、水の遊離基によってガン細胞のＤＮＡに損傷を与えるためだ。ガン細胞は分裂が盛んであるが、分裂中のＤＮＡは損傷しやすい。

原爆のような強烈な放射能は、生体を構成する原子の核に作用して、これを放射性元素に変換させる可能性をもっている。したがって、治療用の放射線は、これを避けるべく、微弱なものになっている。ただし、変異原性、すなわち発ガン性の危険をはらんでいる。

光化学スモッグでどんな症状が出るか

ある地域の中学生１０１名を診察した結果を見ると、自覚症状の有無にかかわりなく、40％の生徒に肝臓、腎臓の異常があった。また、中学生４８５名を対象とする視力検査では、６週間の間に視力の低下した者が42％にのぼった。

以上はいわば慢性の障害であるが、光化学スモッグのひきおこす急性症状には、呼吸困難、めまい、頭痛、痙攣《けいれん》、卒倒などがある。これが不思議と、不安神経症につきまとうダコスタ症候群と一致する。そしてまた、ダコスタ症候群が、乳酸の静注によって起こる、という事実がある。注射液にカルシウム塩を混ぜると、症状が軽くなる、という事実もある。そこで、光化学スモッグにやられると、血中に大量の乳酸が発生するのではあるまいか、という想像をしてみたくなる。カルシウムを摂取したら、症状が軽くなりはしまいか、という想像もしてみたくなる。

光化学スモッグによる急性の呼吸器障害は、オゾンや窒素酸化物による、肺胞の膜の自動酸化のためであろう。酸化抑制物質であるビタミンEの投与によって、症状が著しく改善するのはそのためである。

有機塩素剤は解毒できるか

ＤＤＴ、ＢＨＣ、ドリン剤などの農薬は、有機塩素剤である。ＰＣＢも有機塩素剤である。有機塩素剤は、環境汚染の立役者の一人といって良い。したがって、それが解毒できるかどうかは、大きな問題である。

有機塩素剤はすべて脂溶性であって水溶性ではない。これの水に対する溶解度をまして、水溶性の物質にそれを変えることができれば、それで良いわけだ。

有機塩素剤の溶解度を増すためには、その分子に「水酸基」を付加すれば良いのだが、我々は、この代謝を行う酵素を持っている。それを「薬物代謝酵素」と呼ぶが、本式の名前は「チトクロームＰ４５０」である。

チトクロームＰ４５０を合成する代謝では、補酵素として、ビタミンＥとＣとが要求される。したがって、有機塩素剤をはねのけたいなら、これらのビタミンを積極的に摂る必要がある。また、この薬物代謝では、ビタミンＡの破壊が起こる。結局、有機塩素剤が体内に入ると、ビタミンＥ・Ｃ・Ａの欠乏が起こる。

ラットのＰＣＢ中毒は、ビタミンＡの投与によって、大幅に改善される。

食中毒でこわいのは何か

　飲食物を口に入れたあとで、嘔吐、下痢、腹痛などが起きれば、まず食中毒である。食中毒は、普通は急性である。

　細菌性の食中毒には、感染型と毒素型とがある。前者は、サルモネラ菌、大腸菌、好塩菌などが口から入ると起きる。後者は、ボツリヌス菌、ブドウ球菌などの菌毒から起きる。非細菌性の食中毒は、毒キノコ、毒草、フグなどが口から入ると起きる。サルモネラ菌は、ネズミやゴキブリの媒介で、肉や卵にとりつく。これを食べると、半日か一日後に吐き気、下痢、腹痛、発熱などに見舞われる。ひどい場合は、痙攣や意識障害を起こして死ぬケースがある。

　好塩菌の感染の主なものは「腸炎ビブリオ」による。細菌性食中毒の70%は腸炎ビブリオが犯人だ。この菌の付着した魚介を生食すると、十数時間以内に腹痛が起きる。これを調理した包丁やまな板から、細菌が移ることもある。症状としては、吐き気、腹痛、下痢、発熱などがある。ボツリヌス菌の毒素は神経系統をおかす。筋肉麻痺、眼球運動障害、複視、嚥下障害、呼吸麻痺などが起こる。

鉛中毒ではどんな病気になるか

私の家の近くの工場で、窓から煙突から、20年余りも鉛が出てきた関係で、この地域に鉛中毒患者が多発しており、私たち夫婦も例外ではなかった。私の症状は、高血圧（210―110）と糖尿病と脚の筋肉の一部の麻痺《まひ》、家内の症状は低血圧（75―50）と脚の関節痛とであった。

鉛中毒に対しては、キレート剤といって、鉛をカルシウムに置換する薬が使用されるが、これを静注すれば、一、二週で、高血圧も低血圧も、筋肉の麻痺も、急速に改善される。指がもつれてピアノの弾けなくなった少女が、キレート剤の点滴で治った例もある。

鉛は骨の深部に沈着して、それがじわじわ血中に出てくるので、キレート剤投与のクールを終えて半年か一年もすると、またもとの症状がぶり返す傾向がある。

鉛中毒からくる病気は、前記のもののほかに、不眠症、神経炎、知能障害、幻覚、作話

症、胃炎、下痢、便秘、貧血、白血球減少症、肝炎、腎炎、関節炎、虫歯、痛風、湿疹、蕁《じん》麻《ま》疹《しん》、喘息、動脈硬化、不妊、流産、不能、染色体異常などがある。

抗ガン剤にはどんな副作用があるのか

抗ガン剤がいろいろと開発され、広範に投与されている。そのために、髪の毛が抜けるとか、下痢をするとか、心臓がおかしくなるとか、副作用の激しさに苦しむ患者が少なくない。むろん、その副作用は、抗ガン剤の種類に関係がある。細胞の持つDNA分子にとりついて、その複製を阻害し、ガン細胞の増殖や活動を抑制すると考えられている。抗ガン剤が毛根や骨髄の細胞を攻撃して、脱毛や血球の生成を阻害しても、不思議はなかろう。これらの抗ガン剤は心筋を傷害するが、これにやられた心臓は回復不能に陥る。

コエンザイムQ_{10}にもある抗ガン剤の制ガン作用が、コエンザイムQ_{10}によって妨げられるどころか、増強されることも知られている。ビタミンEにも、コエンザイムO_{10}同様の働きがある。

VI

体力と健康

運動神経が鈍いとは？

バナナの皮に右足をとられたとしよう。そのとき、左足の操作が巧みならば、転ばないですむが、さもなければ、スッテンコロリだろう。その操作の巧拙の分かれ目は何だろうか。

まず、スリップが始まるわけだが、どこまで滑ったとき、それに対する対抗措置がとれるかが問題だ。それが、早ければ早いほど、効果が期待できるだろう。

滑ったことは、刺激として中枢へゆく。一般に、刺激というものは、「刺激閾値《いき》」を越えなければ感じられない。閾値が低ければ、滑ったことは刺激となって、対抗措置を導きだすことになる。

対抗措置とは、転倒を防ぐのに必要な姿勢をとるために、いくつかの筋肉を適当に緊張させることにほかならない。刺激閾値が十分に低く、筋肉が要求された力を出すことができれば、転ばないですむ、と考えてよい。運動神経が発達している、と俗にいうのもこれだ、と私は考えている。

そこで、刺激閾値が高くても、筋力が不十分でも、運動神経は鈍いことになる。

エネルギーのもとは？

運動すれば腹が減るし、痩せもすることを我々は知っている。空腹感は血糖値の低下から来るものだし、痩せるのは皮下脂肪の消費から来るものだから、エネルギーのもとが、ブドウ糖と脂肪酸とであることは察しがつくはずだ。だが、どちらに重点があるかは、こんな想像だけでは分かりかねる。

まず、歩行とか、体操とか、自転車とかの軽い運動の場合のエネルギーは、主として脂肪酸の酸化から得られる。この代謝には酸素が必要だ。

運動が激しくなるにつれて、脂肪酸の消費は低下し、ブドウ糖が主役を務めるようになる。そのブドウ糖はいわゆる血糖であって、筋肉中グリコーゲンの分解によって補給される。この時、ビタミンB_1があれば有酸素過程でエネルギーを出し、ビタミンB_1がなければ、無酸素で乳酸を発生しつつエネルギーを出す。乳酸は心筋ではさらに酸化してエネルギーを出す。

運動による疲労は、乳酸によるペーハー値の低下と、筋肉中グリコーゲンの減少とによる。心筋のエネルギーは、3分の2を脂肪酸から、6分の1をブドウ糖から、同じく6分の1を乳酸に仰いでいる。

筋肉の発達とはどういうことか

筋肉の構造を見ると、それは筋繊維の集合体の形をとっている。筋繊維の一本一本は、筋肉細胞である。この細胞の数は、生まれたときから一人前になるまで、増えることがない。むろん、その間に、筋肉は発達するわけだ。そこで、筋肉の発達とは、細胞数が増えることでなく、筋繊維が太くなることだと分かる。

筋肉細胞つまり筋繊維は、太いものでも直径が0・1ミリしかない。ところがその中に、筋原繊維という名の繊維があり、筋原繊維の中にフィラメントと呼ばれる2種のタンパク質の糸のようなものが並んでいる。フィラメントをたばねて筋原繊維をつくり、筋原繊維をたばねて筋繊維をつくった構造、といってよい。それは、電話線のケーブルに似ているが、その一本一本の電線がさらにケーブルのような構造になっている。

筋肉の発達とは、筋繊維が太くなることであり、筋原繊維が太くなることである。それはつまり、フィラメントの数が増えることにあたる。

20歳を過ぎる頃から、フィラメントの数は減る傾向にある。これを防ぐ方法としては、スポーツやアイソメトリックスがある。

アイソメトリックスとは何か

アイソメトリックスを日本語にすれば、「等尺収縮」となる。筋肉の長さを変えないように緊張させる、といったらよかろう。長さが不変ならば、緊張はあっても、収縮はありえないからである。筋肉の力というものは、自然にゆるんだ状態の長さの時、最大の力を発揮することができる。それより伸びた状態でも、短い状態でも、力は弱くなる。筋肉を強くする手段としてアイソメトリックスを応用する場合、これを考慮にいれる。筋肉のゆるんだ状態に、その長さを保ったまま、全力で緊張させるのである。この等尺収縮を6秒間つづけると、フィラメントの数が増える。筋肉が太くなる。その理由はこうである。強度の緊張は、血管を圧迫して血流を止める。そこで筋肉は、脂肪酸やブドウ糖などのエネルギー源の補給を断たれ、クレアチンリン酸の蓄積のみに頼ることとなる。6秒という時間は、それを消費しつくす時間である。

このとき、筋肉は過大な力を要求されたために、それに応えるべく、フィラメントを新しくつくって、その数を増すのである。

瞬発力を発達させるには?

ボールを投げる時、跳躍をする時、スキーで急回転する時などには、瞬間的・爆発的な力が要求される。これが瞬発力である。この瞬発力が大きければ大きいほど、これらのスポーツにとって有利と言ってよい。瞬発力が大きければ、単位時間の仕事量が大きく、エネルギーの量が多いことになる。これは、一瞬のうちに大量のエネルギーが放出されて、大きな力が発揮されることでもある。

筋肉に発生する力は、筋肉の断面積に比例すると言ってよい。また、瞬間的なエネルギーの発生量は、そこにあるクレアチンリン酸の量に比例すると言ってよい。したがって、瞬発力を発達させるのには、まず筋肉を太くする努力が要求される。これは、アイソメトリックスによって達成されるはずである。

クレアチンリン酸は、ビタミンEによって筋肉に保持される。したがって、ビタミンEの補給が必要、ということになる。

なお、クレアチンリン酸のエネルギー化には、恐らくコエンザイムQ_{10}が介入するだろう。コエンザイムQ_{10}がビタミンEからつくられるとすれば、直接的にはコエンザイムQ_{10}の摂取、間接的にはビタミンEの摂取が有効である。

力士はなぜ太るか

スポーツにはいろいろな種目がある。その種目によって、力士のように太るものがあり、マラソンのように太らないものがある。これは、呼吸の違いからくる。

力士にあんこ型と筋肉型のあることはよく知られていよう。つまり、力士の中にも、とくに太っちょになるタイプがあるわけだ。そしてそれが、四つに組んで長く相撲《すもう》をとる力士だということは、勝負をよく見ていれば分かるはずである。

四つに組んで力を抜かずに頑張るとき、息を止めるのが普通だろう。そういう、仮りに筋肉の中の血行が平常通りであったとしても、ヘモグロビンによる酸素の供給はほとんどゼロになる。もしこれで酸欠が起きれば、筋肉は力を出すことができず、負けてしまうだろう。

こんなふうに、力をいれて呼吸を止めていると、筋肉の中に酸素を溜めるシステムが発達して、酸欠を防ぐようになる。筋肉内に酸素を蓄える物質を「ミオグロビン」という。筋繊維は、大量のミオグロビンを保有したために、異常に太くなったのである。ミオグロビンは暗赤色だ。あんこ型力士の肉は、鯨の肉のように黒ずんでいるだろう。

心臓を鍛えるとなぜ良いか

心臓は一刻も休まずに動いているかに見える。しかしそれは1回の拍動ごとに確実に休みを取っている。休まずに何十年も働き続ける筋肉などありようがない。

仮りに、1分間の拍動数を75としよう。すると、その周期は0・8秒になる。この時間に心房の筋肉が働くのはたったの0・1秒にすぎない。したがって、心房の筋肉は0・7秒の休みを取ることができる。心室の筋肉が働く時間は0・2秒である。これでもなお心室の筋肉は0・6秒の休みが取れるわけだ。

拍動数が2倍にふえて、150になったとしよう。すると、休み時間は、心房が0・3秒、心室が0・2秒と、大幅に短縮される。これでは、さすがの心筋もたまらない。そこで、拍動数が少ない心臓は鍛えた心臓というものなのだ。

スポーツや労働で鍛えた心臓は、1回に拍出する血液の量を、必要に応じて増やすことができる。過激な運動や熱病で、血液の循環量を増やす必要が起きたとき、鍛えてない心臓だと、拍動数を増やしてこれに応えようとする。ところが、そういう心臓だと、かえって1回の拍出量が減る傾向がある。

骨折しやすい骨があるか

跳び箱で手の骨を折った、転んで腰の骨を折った、などの話は珍しくない。一方、跳び箱で手の骨を折らず、転んで腰の骨を折らない人がいくらもいるのが実情だ。骨折しやすい骨と、骨折しにくい骨とがあることは事実だが、両者はどこが違うのだろうか。

まず、骨という名の構造物の組織を見ると、鉄筋にあたるのがコラーゲン、鉄筋をしばる針金にあたるのがカルシウム、コンクリートにあたるのが粘質多糖体、ということだろう。骨を鉄筋コンクリートの建造物にたとえての話だが、この対比から、タンパク質の不足も、カルシウムの不足も、粘質多糖体の不足も、すべては折れやすい骨、と考えて良いことが分かる。

カルシウム不足を「脱灰」といい、脱灰した状態を「骨軟化」というが、これは、カルシウムの摂取不足からも、リン酸飲料の過飲からも、カドミウムや鉛の中毒からもくる。

粘質多糖体の主なものは「コンドロイチン硫酸」だが、これの生合成にはビタミンAがいる。したがって、ビタミンAの不足も、弱い骨の原因となる。

中高年者のマラソン事故はなぜ起きるのか

マラソンの事故は、心筋の虚血状態からくるのがふつうである。虚血とは、血流が止まることだ。そこで心筋は酸欠に陥る。これはいわゆる「狭心症」である。

運動中は、エネルギー源である脂肪酸が増えるが、そのイオンは赤血球を破壊したり、細胞内のカリウムや酸素を放出させたりする作用を持っている。激しい運動がなければ、脂肪酸はタンパク質と結合して、イオンの状態をとらないのだ。

この脂肪酸イオンの毒性は、虚血状態の心筋で発揮される。したがって、心筋梗塞患者のマラソンは危険ということになる。致命的な不整脈やショック死がありうるのだ。

現実には、事前の診断で心筋梗塞が発見されない場合にも、事故は起きている。これは、虚血状態における脂肪酸イオンの毒性による、と考えられている。

具体例をとると、マラソン参加者の事後の虚血反応出現率は、40代で6％、50代で15％、60代、70代で29％という心の寒くなる数字が出ている。50歳を越えた人では、トレーニングを重ねると脂肪酸イオンが増加する。そのために、かえって心臓機能が低下する可能性があるといわれる。

●本書の内容と栄養補完食品についてのお問い合わせは、左記にお願いいたします。
株式会社　メグビー
https://www.megv.co.jp
〒100-0006　東京都千代田区有楽町1-1-2日比谷三井タワー12F
TEL／〈03〉6774-7140　FAX／〈03〉6800-5260

本作品は一九八二年八月に現代書林より刊行された『健康ものしり事典』
を改題・修正し、文庫にしたものです。

一〇〇字書評

切り取り線

購買動機（新聞、雑誌名を記入するか、あるいは○をつけてください）	
□（　　　　　　　　　　　　）の広告を見て	
□（　　　　　　　　　　　　）の書評を見て	
□ 知人のすすめで	□ タイトルに惹かれて
□ カバーがよかったから	□ 内容が面白そうだから
□ 好きな作家だから	□ 好きな分野の本だから

●最近、最も感銘を受けた作品名をお書きください

●あなたのお好きな作家名をお書きください

●その他、ご要望がありましたらお書きください

住所	〒				
氏名		職業		年齢	
新刊情報等のパソコンメール配信を 希望する・しない	Eメール	※携帯には配信できません			

あなたにお願い

この本の感想を、編集部までお寄せいただけたらありがたく存じます。今後の企画の参考にさせていただきます。Eメールでも結構です。

いただいた「一〇〇字書評」は、新聞・雑誌等に紹介させていただくことがあります。その場合はお礼として特製図書カードを差し上げます。

前ページの原稿用紙に書評をお書きの上、切り取り、左記までお送り下さい。宛先の住所は不要です。

なお、ご記入いただいたお名前、ご住所等は、書評紹介の事前了解、謝礼のお届けのためだけに利用し、そのほかの目的のために利用することはありません。

〒一〇一-八七〇一
祥伝社黄金文庫編集長　栗原和子
☎〇三（三二六五）二〇八四
ohgon@shodensha.co.jp

祥伝社ホームページの「ブックレビュー」からも、書けるようになりました。
www.shodensha.co.jp/bookreview

祥伝社黄金文庫

医学常識《いがくじょうしき》はウソだらけ　一問一答編《いちもんいっとうへん》
自力《じりき》で健康問題《けんこうもんだい》を解決《かいけつ》するヒント

平成31年2月20日　初版第1刷発行
令和6年4月30日　第2刷発行

著　者　三石《みついし》　巖《いわお》
発行者　辻　浩明
発行所　祥伝社《しょうでんしゃ》
〒101－8701
東京都千代田区神田神保町3－3
電話　03（3265）2084（編集部）
電話　03（3265）2081（販売部）
電話　03（3265）3622（業務部）
www.shodensha.co.jp
印刷所　萩原印刷
製本所　ナショナル製本

Printed in Japan　© 2019, Iwao Mitsuishi　ISBN978-4-396-31750-8 C0147